随筆集

魅せられ、支えられ、日々燃ゆ

内藤允子
NAITO MITSUKO

幻冬舎 MC

随筆集

魅せられ、支えられ、日々燃ゆ

はじめに

私は東京都で生まれ、長野県千曲市で育ち、長野県松本市にある信州大学医学部に進学した。学生時代に知り合った同級生のNさんと恋に落ち、卒業後は内科医になるべく信州大学で研修した。3年後、実家のある岡山大学医学部で研修していたNさんと結婚し、岡山に住んだ。岡山ではしばらく内科医として、その後岡山大学、岡山県衛生研究所を経たのち、県内の保健所長として県下の各地に転勤し定年まで勤めた。

公衆衛生は必ずしも私の目指す学問ではなかった。病気を予防するとか人々の健康度を上げるという方向が何となく生ぬるい気がしていた。ましてや病気の治療ができない保健所という所に興味は全くなかった。

そんな私が、内科医として次々と起こる疑問や情けなさに直面していくうちに、病理学、さらには公衆衛生の道に迷い込んでしまった。

多くの人が「保健所は何している所？」という疑問を持つのはそんな私の経験からしても当然だろう。だからこそ多くの人に公衆衛生の二つの顔、恐い顔（健康危機管理、医療監視、食中毒の取り締まり、感染症対策など）と、優しい顔（人々の健康と幸福を追求する）を知って公衆衛生の必要性を理解してほしい。保健所は、それを地域で実行する役所で医師である保健所長のもとに総務課、保健課、衛生課がありそれぞれ役割を分担している。

公衆衛生は実は人間の生き方の模範を示す素晴らしい学問だと思う。

公衆衛生の目指す所は「健康づくりとはこうするものだ」という指針を出して人々に守らせるのではない。地域住民の健康づくり（人々が自主的に健康づくりの方法を学習し、それを周りの人々に広め、地域全体が自然に健康になっていく過程＝ヘルスプロモーション）、そしてその結果できるソーシャルキャピタル（地域の財産、人々の絆）の連鎖をつないでいくことである。地域環境までも変えることのできるこの連鎖の魅力に惹きつけられて私は公衆衛生の仕事に没頭してきたが、その時々に多くの人に支えられてこそ仕事ができたのだということを痛感した。

生きること、仕事をすることは、苦しくて、辛くて、そして最高に楽しかった。

1から4章まで、その場その時直面した仕事をまとめてここに綴った。

5章は、私の心の中の愛に対する葛藤をまとめた。

目次

はじめに　3

第1章　幸せって何だろう……9
1　あるべき姿と健康　10
2　日本で一番幸せな地域　18
3　幸せはここにある　25

第2章　臨床（医学）と基礎（医学）の交差点……29
公衆衛生との出合い　30
県庁からの依頼　38
保健所医師として　42

第3章　公衆衛生・保健所のお仕事
——健康危機管理とヘルスプロモーション——……47
1　大切なのは人の心への玄関口　48

2　みんなで作った風の道　53
3　骨塩量を測ろう　63
4　肝癌ゼロ作戦　69
5　貝原益軒さんを超えて？　80
6　健康づくり中核拠点、それは保健所と言われたい
　　――健康日本21――　90

第4章　遠い昔のカルチャーショックは今も……　101

第5章　愛する人へ　123
1　純愛は真実の愛を妨げる　124
2　恋は突然、愛は永遠　140
3　うつくしき四月の君はもういない　153
4　無常の中の後悔　160

おわりに　172

第1章

幸せって何だろう

１９９０年代の終わり頃、保健所に勤め始めた私は、元気いっぱいの50代であった。健康とは何ぞやと、人に尋ねられたり、自分でも深く考えなければならない機会が多かった。当時、あちこちに寄稿したものを改めてまとめなおしてみたい。

1　あるべき姿と健康

健康について私がこだわっているのは、「あるべき姿」ということです。使うように神が創られたものは、使うべきであると思っているからです。そう考えるのは、私が保健所に勤めていることにも一因があります。

歩いたり走ったりして身体をよく使ってやると、充分に血液が流れ、それに耐えられる体力が保てるのに、使わないでいると最低の量の血液しか必要ではなくなり、それなりの動きしかできなくなるのです。

現在50代半ばの私ですが、身体を使わないで老化を進めてしまうのだけは何としてもも避けたいので、万歩計を付けて一日に1万歩近く歩くとか、億劫がらずに洗濯物は1枚ずつ物干し場へ持っていって干すとか、なるべく身体を動かすように工夫しています。「健康は自分で守り自分で作るものだ」とわかっていても、「歩くことは最高の健康法である」と知っていても中々できず、健康づくりの実行にはむしろよそからの働きかけがきっかけになることが多いように思います。保健所では健康増進クリニックを定期的に開いて体力測定をしたり、各人に合った運動を提案して勧め、目標を決めます。次回にはお互いに万歩計を持ち寄って自慢したり励まし合って楽しく実行しています。

岡山県西部の矢掛《やかげ》町では何十年も前から町主催のヘルシーウオーク大会が行われていましたし、ヘルシーロードも整備されています。ここまで歩くと何キロカロリー消費したという看板まで出ています。誰もが歩くことを楽しみと感じておられ、この町は歩いている人を「暇人だ」と言って中傷するような社会とは無縁です。

きっかけはできるだけ多くあった方がいいわけですが、私が所長を務めた岡山県井笠保健所（現・岡山県備中保健所井笠支所）は、笠岡市、井笠振興局に働きかけて平成3年に「神島ヘルシーウオーク」を企画して催しました。歴史の薫る遍路道を持つ神島と埋め立てた笠岡湾の接点を求めての7キロメートルのコースに500人近くの住民が参加してくださり、「また歩くよ」と多くの人が喜んでくださいました。さらに、井笠保健所管内の他の市町も刺激されて、星の郷・美星町のウオーキング大会、さらには、芳井町（現・井原市）では住民、特に愛育委員が中心になって計画をされました。疲れて帰ってくると栄養委員が、手製の豚汁まで用意してくれていました。

ウオーキングを企画したり参加したりする体験をして歩くことが好きになった人々はお互いに助け合って、ウオーキングなどを継続して実行してくれるはずです。その結果、何人かの人が生活習慣病にならなくてすみ、ストレスからも解放されて心が豊かになります。もっともっと周囲の人に波及させてゆき、ついには、町中の人が皆それぞれに自分のやり方で運動をしている時代を必ずや実現させたいものです。

その他、井笠保健所では、自分達の歩いている道を紹介し合うために、平成4年、ふるさと自慢遊歩道地図の募集をし、その発表会を保健所で行いました。港町笠岡を代表する古城山を含んだ海沿いの文化コース、笠神社を含んだ歴史的眺望コースなど多くの道が紹介されました。その他にも、多くの道が紹介されました。これらの道の地図はきれいな絵になっていますが、それをコピーしてパンフレットのようにまとめて配布しました。この地図に従って歩いてみる度、新たな感嘆の声がもれてきます。

「こんなところがあったのだ。我が町も捨てたものではない」

そして夢は遠く広く広がっていくのです。

平成16年、岡山市保健所所長であった私は、市内の6保健センターを中心に、市内28地区の住民の人達に働きかけて、「こんな美しいところが！　こんな歴史的建物が！遺跡が！」と自分達の周りにある普段何気なく見過ごしていたスポットを発見してもらい、線で結んで歩く道として生きかえらせることを企画しました。保健所は地図と写真を入れて「ええとこ発見図」としてまとめ、皆に紹介する冊子を作りました。一人でも、仲間とでも歩ける道ですし、遺跡をゆっくり眺め立ち寄ることもできる道です。

その後、市が合併して市の区画が増えたので、次期所長は、その地区も入れて多くなった地区別の第2回目の「ええとこ発見図」を平成28年に新しく作られて、ますます運動は広がっています。

歩く以外に自転車もまた、膝に負担がかからないで身体を鍛えることのできる理想的な運動です。歩くのが辛くても自転車なら乗れるという人も大勢おられます。平衡感覚が養えるしスピード感も味わえます。しかし老人になると転ぶのが危ないこともあって必ずしもお勧めはできません。代わりに電動三輪車などが出てきていますが、行動範囲が広くなる以外にはあまり利点はないのではないでしょうか。むしろ老人用の軽くて安全で乗りやすい三輪車が普及することが願いです。最近は自転車の事故が多すぎて、ヘルメット着用となりましたが、ヘルメット、結構、どこまでも風を切ってかっこよく、身体を鍛えながら安全に何歳までも自転車を乗り回したい。そんな三輪車を高齢社会にはやらせて、熟年三輪車族をつくりたい。宮沢賢治はあの時代に、『銀河鉄道の夜』という童話作品を書き、その中で銀河まで鉄道を走らせたのですから、そのくらいは夢みてもおかしくないでしょう。

『雨ニモマケズ』の賢治の詩を、はじめはただ、自分に厳しく、人に優しい人になれという教訓詩だと思っていました。しかし彼は、人の健康と心の安らぎを求めてやまず、そのための捨て石になろうとしたことを『グスコーブドリの伝記』を読んで初めて知りました。

宮沢賢治は労働者を助け、共に学習して生活に夢と文化をとり入れることを提案していました。

東や西や南や北に、助けを必要とする人を見つけ出しては力を貸して報いは求めない。そこに公衆衛生の原点を見る気がします。今でも充分新鮮である賢治はしかし、一日に米四合と味噌と野菜では食事のバランスが取れないことをよく理解してはいませんでしたし、ユートピアであるイーハートーブ村の火山局に勤めるグスコーブドリ技師に、冷害から村を救うために、カルボナード火山を爆発させて暖かにさせましたが、彼の身は巻き込まれた爆発の中で犠牲とさせてしまっているのです。

賢治の作品からは多くの夢と他人への愛を教えられますが、公衆衛生、とりわけ、ボランティア活動は、人のためだけにあるのではなくて、自分のためにもあるのだと私は考えています。自分が奉仕することが人の幸せであり、同時に自分の幸せでもなければ何にもならないと思います。

私達は賢治の自己犠牲による奉仕の精神を超えて、歩き族、三輪車族となって自分の身体を鍛え、人のお世話焼き族になって結局は自分も老化せず、生き生きできる生活を送りたいものです。自己犠牲は、私の求める方向ではありません。奉仕は自己犠性でなく、喜びであってほしいのです。

私自身の健康へのもう一つのこだわりは、「病は気から」ということです。私はある日突然急激な腹痛に襲われ、急性膵臓炎という病気になったことがありますが、原因は多忙によるストレスですよと言われました。それ以来、ストレスを長引かせないことを心がけています。

心の揺らぎを音楽や色彩で変えることができます。今の心の状態にぴったり共鳴する音楽、辛い時には暗くて苦しい感じの曲を聴くと、苦しさはその曲の中に融け出されて、曲が苦しみを引き受けてくれるのを感じます。そうして少しずつ明るめの曲に変えていくと、心も曲に導かれて明るくなっていきます。

音楽だけでも元気になれますが、聴きながら、その曲のイメージに合った色彩の風景写真や絵をぼーっと見つめると、心の回復はもっと確実に早く起こります。色の持つ固有のメッセージが心に語りかけてくるのだと思います。

落ち込んだ時、私は深いブルーの海の絵のページを開き、シベリウス作曲「交響詩フィンランディア」を聴き、心を曲に一体化させます。次に、少し明るめのブルーの山の写真を眺めて、カザルス編曲「鳥の歌」を聴きます。悲しいだけでない優しさに心が満たされていきます。

続けて、グリーグ作曲「朝」を聴きながら、グリーンの明るい朝の光の差し込む絵のページを開きます。こうして私の心は癒やされます。

さらに、色の変化だけで心を変化させていくこともできます。

虹は赤から紫までの色のグラデーションでなりたっています。この虹の色順は自然な、太陽の光のなせる業《わざ》であり、心も暗い心から明るい心まで順に変化していくのではないかと思いつき、虹の色順に心を一体化させ、心を変化させてみようと虹の色順の色カード（虹色カード）を作りました。このカードは、いつもポケットに忍ばせておくことができます。どんなストレスがあっても、このカードを見れば曲のメロディーが浮かんできて、克服できるような気がします。

虹を見ると誰もがとても幸せな気分になりますが、私はこの虹の色順に心を回復させる方法を自分なりに「虹色健康法」と名付けて実践し、広めています。（『虹色健康法』、『虹色健康法2』、内藤允子、文芸社）

2 日本で一番幸せな地域

どの地域が一番健康なのか、また幸福なのかということはとても興味深く、その理由は何故なのかという疑問がつきまとう。

「健康は目的ではないよ。人生の目的が健康というなら、健康のために生きるのかい？それはおかしい。健康は単に人生の目的をなし遂げるための手段でしかない」という人々がいる。そうかもしれない。

いや、その通りだ。

しかし健康になろうという目標に向かって努力しなければ、幸せな楽しい人生が送れる可能性は低くなる。健康は作るものだということを普及するために、厚生省（現厚生労働省）は1978年に「第1次国民健康づくり運動」を始めた。この年にそういう運動がやっと始まったということ自体遅すぎる気はするけれども。

厚生省は、健診、生活習慣改善等の指針を出し、全国的、大々的に運動をしかけた。10年毎に点検し反省し、方針を改め、20年後にあたる2000年の第3次運動からは、環境や施設、人員増にも力を入れた。

私は保健所に勤務していたので、地域住民と共に、今必要なことを探し実行した。国民運動という名目だけでは力がまだ弱かったが、それに伴った法律＝健康増進法ができてからは、少しずつ実現されていった。一番の健康課題として注目されたのは、万病の源、メタボリックシンドロームで、肥満防止のための食事運動習慣改善が必須とされた。

私達、公衆衛生関係者は、健診データを基に市町村の健康状態分析をした。ある保健所においての分析結果では、A地区は高血圧者が多く、B地区は糖尿病予備軍が増えている、C地区は癌死亡率が高いなど地域による差は様々であることがわかった。

市町村毎、県毎に健康度に明らかな違いがあるのだが、何がこの差を生むのか。実はよく調べると、当然のはっきりした理由があった。

私は、この「何が」を知りたくて、日本一の健康長寿県、長野県を調べた。数年前の統計であるが、寿命1位、全死亡率・癌死亡率とも47位、メタボリックシンドローム該当者率45位、喫煙率44位、野菜摂取率1位、公民館数1位、美術館数1位というように教育度、文化度、健康度もさることながら、65歳以上就業率1位、ボランティア活動参加率14位と、社会志向性の尺度でも上位を占めていた。

さらに、古くから保健補導員制度ができており、住民同士の結束ある取り組みがなされていること、いわゆるヘルスプロモーションが根付いていて、結果、ソーシャルキャピタル（社会の絆）が増え、地域の絆が強いことが健康な長野県をつくってきたことがわかった。

当時はまさにメタボリックシンドローム克服が第一の命題であったが、介護保険法ができてから、また違う角度からの命題も出てきた。

介護の問題が明らかにされて以来、寝たきりや虚弱老人になる確率は、足腰が弱り歩けなくなるというロコモティブシンドロームの方がメタボリックシンドロームよりも高いという整形外科学会側の主張が強くなり、ロコモ・フレイル（虚弱）の予防、筋力・骨塩量低下が問題とされるようになった。長野県の発表では、要介護度（介護の程度）を基にした健康寿命の統計で4年連続1位となっている。

長野県のプレスリリースによるとその要因は、

1、高齢者の高い就業率、ボランティア活動率
2、健康ボランティア（保健補導員等）による自主的健康づくりの取り組み
3、専門職による活発な地域の保健医療活動

であると分析されている。

すなわち長野県はヘルスプロモーション（皆でつくる健康づくり）、そしてソーシャルキャピタル（社会の絆）が良い方向に回転している証拠ではないだろうか。このような社会の雰囲気の中では、健康はやる気と知識があれば多分つくれるもの、と言える。

ところで、健康ならば幸せだろうか。

幸福度というものが測れるものなら何を指標とするのだろうかと、私は思案してい

た。そして、２０２０年度、全47都道府県幸福度ランキング（日本総合研究所）で、福井県が４回連続日本一となった。

その分野は、健康・文化・仕事・生活・教養それぞれあるが、総合で１位は簡単に達成できることではない。

それでは何故なのか。

福井新聞によると、若者や女性を含めた雇用が安定、子供が健全に成長できる教育環境が整い、社会に出た後も学び続ける機会が充実していると、福井県は自己評価しているそうだ。

福井県立大学地域経済研究所は、家族間のつながりや地域の人間関係のネットワークの緊密さ、ソーシャルキャピタルの結束型が強いと分析している。

――ここにも出てきたか、ソーシャルキャピタル!!

私は祖父母の実家も婚家も曹洞宗という縁もあって、数年前に夫と二人で永平寺に参拝した。福井県に入ると人々のゆったりした振る舞い、人当たりの良さを実感した。

永平寺正門から入り境内を見学している中に、厳《おごそ》かな何ともいえない大きなものに包まれたような安らかな気分になった。この気分は幸福から染み出るものかと、ふと感じた。道元禅師の言われる慕古心が今に伝わっているのか？　見かけるお坊様方の姿は凛として、こちらの身も引き締まる感じであった。（『道元禅師からのメッセージ慕古心』、大本山永平寺著）

町の人達の誰もが「永平寺」ではなく、「永平寺さん」と、さん付けで呼んでいることに驚いた。途中で入ったお店の人も、よく挨拶してくれた小中学生らしき子供達も、「永平寺さん」と普通に話していることに、彼らの生まれる前から存在するこの永平寺に家族のように親しみ、そして守られている温かさを感じた。

永平寺こそが幸福県福井の源ではないかと、私は思っている。

ところで、世界幸福度ランキングというものがあることを、つい最近知った。国連の持続可能開発ソリューションネットワークが10年前から毎年発表しているのだそうだ。幸福度を測る尺度は、主に主観的幸福度で、その他は、ＧＤＰ、社会保障制度、健康寿命、人生の選択における自由度、寄付活動、国への信頼度の6項目を加味して判断される。

2023年の発表では1位フィンランド（6年連続）、2位デンマーク、3位アイスランドで、北欧5か国がトップ10を占めているそうだ。

日本は47位、先進国の中では最も不幸な国に属するらしい。

この測り方に問題ありとしても、やっぱり、豊かであるか豊かでないかにかかわらず、（税金は高い。その代わり、補償は充分にする）という、国民と共に培ってきたフィンランド政府の考え方には頭が下がる。

日本は健康度は高く、世界一の長寿国とされているのに、幸福とは認められないらしい。残念なことである。

3　幸せはここにある

「あなた、今幸せですか？」と聞かれた時、「幸せですよ、勿論」と、すぐに答えることができる瞬間というのは、人生の中でどのくらいあるのだろう。

時として、「私のように不幸な人はいない」と思ったり、「生きているのが辛い、死にたいくらいだ」と思ったりする。そのように思う期間が一番長いのは、やはり青春時代ではないだろうか。

空想や小説の世界では、透き通った水のように、澄み切った空のように、自由で美しく広がった心が持てるのに、ふっと我に返り現実の問題に直面すると、周りから黒い雲が広がって押し寄せてくるようで、立っていることさえできないくらい、ここは自分の居場所ではないと感じてしまう。辛くてみじめで情けなくて、そんな自分が大嫌いで恥ずかしい。ここにはいられない。一人になりたい。一人で安心できる空間にじっとしていたい――。と、このように悩み続けた青春の中で、少しずつ晴れの時間が多くなっていった心の歴史の中に、多くのかけがえのない友人、先生、家族がいる。

強くなければ優しくなれないことを、身を以て示してくれた友達。彼らはどんな場合にも揺るがない信念を持っていた。

真実を以て相手にあたれば心は必ず通じるから、勇気を出して意見を言ってごらんと教えてくださった先生。おかげで勇気は、心の中で育つのだと自信が持てた。

あなたは素晴らしく個性的な子だと、どんな時も否定せずに私の個性を伸ばそうとしてくれた母親。

苦しんで悩んでいる貴女の中に、言い知れぬ優しさを感じると言ってくれた恋人。

決して幸せだとは思えなかった青春時代に、周りの人達から受けた愛情は、多くのものを与えてくれた。

カアル・ブッセの詩、

山《やま》のあなたの空遠《そらとほ》く
「幸《さいはひ》」住《す》むと人《ひと》のいふ。
噫《あゝ》、われひとゝ尋《と》めゆきて、
涙《なみだ》さしぐみ、かへりきぬ。
山のあなたになほ遠《とほ》く
「幸《さいはひ》」住《す》むと人《ひと》のいふ。

（「山のあなた」、カアル・ブッセ、上田敏訳、『海潮音』より）

という幸福に対する憧れの歌は子供の頃から私達を惹きつけた。山の向こうという所に幸いがあるに違いないという夢が、心を離れたことがない。

幸いを探して、あの山この山と登ってみたが、空が遠すぎて、幸いの姿は見えなかった。

徳川家康の遺訓、

「人の一生は、重荷を負うて遠き道を行くが如し。急ぐべからず」

という言葉を職員旅行で日光東照宮に参拝した時、見つけた。家康のような武将が、そんな謙虚ともいえる言葉を残したことに感激した。何故かやけに惹きつけられた。

家康は重荷を背負っていたんだ、そして、まだまだ遠い道を歩いていけばいいのだ、というか歩いていかなければならないのだ、と思うことができた時、心がとても軽くなり、目の前に大きな広い道が開けた感じがした。当時私は50代半ばで仕事に多少の息苦しさを感じ、自分はこのまま、このように生きてよいのだろうかと思案することが多かったが、元気で重荷を背負うことのできる幸せは、毎日、ささいなことに喜びを見出すことのできる当たり前の生活にあるのではないか、そして、道はまだまだ一生続くのだし、歩いていける道が私の前にもあるじゃないか、なければ、切り開けばいいのだと、この言葉を思い浮かべる時、ささやかな幸せを感じる。

第2章

臨床(医学)と基礎(医学)の交差点

公衆衛生との出合い

私のように優等生ではなかった学生にとって、卒業試験はとても大変だった。分厚い医学書を何冊も読み込まなければならなかった。もっと普段から勉強しておけばよかったと思いながら、授業は真面目に出ていたらしいので、１９６７年春、何とか卒業はできた。卒業したら、その後はまた、苦労の連続だった。内科の研修医という身分で、指導医について患者さんを診察する。実際の現場で死と向き合いながら医業を体験していくことは辛いとしか言いようがなかった。今どうするべきか、どんな薬をどのくらい処方するのか、そして、どんな手当てをするのが最良なのかを決断する時には身を切られるような真剣さが伴った。

けれども、難しい症状が次第に改善していく時の患者さんとの心の交流は、自分も支えてもらっていると感じることができる大きな喜びである。この喜びがなければ、とても続けられるものではない。そんな日々を重ねて経験を積み、少しずつ実力もっいた。１９７２年から勤務したＳ病院では、それぞれの部門で専門のドクターがおられた。どうしたらよいかの疑問に対して真摯に一緒に悩んでくださり、解答に到達するのを見守ってくれた。多くの先輩が後輩の医師達の指導を丁寧に行ってくれた。素晴らしい病院である。週一度はＣＰＣ（臨床・病理カンファレンス）が行われ、病院内の難しい症例だけでなく、アメリカ・マサチューセッツ総合病院が発信しているＣＰＣを利用して議論し推理する。それは私の好奇心を喚起し、病気に対する理解、推理の面白さを感じさせてくれた。原因はそこにあったのか、と気づかなかった点の反省は大いに勉強になった。

そんな中で私は、学生時代には好きではなかった病理学に対する興味に取りつかれた。病理学はさすがにすごい。解剖して病気の原因をしっかり明らかにすることができるのだから。このように、臨床と病理とで病因、病状、結果を明らかにできるとしたら、治癒する病気はもっともっと多くなるはずだ。

私は、もう少しここで勉強したらと好意を持って誘ってくださる先輩や、尊敬し学ぶことの多かった専門医の助言を聞かず、病理学を学び直そうと決意した。学生時代最も成績の悪かった科目であったのに、学び直さなければと思ったのは、内科でどうしても治すことのできない悪性腫瘍（癌）で亡くなってしまう人を送る度、辛くて辛くて涙する日が多かったからである。

その頃、不思議なことに出合った。肺癌の方が入院してこられて、その方は肺結核の既往があった。治療を始めて2か月が過ぎた頃、結核病巣が少し悪くなった。しかし、癌の大きさが約2分の1に小さくなっていることに驚いた。仕方なく結核の治療も始めた。結核病巣が縮小してくると、しばらくして腫瘍が大きくなり始めてしまうことがわかった。結核菌が腫瘍細胞を死滅させること（？）が実証された。この事実から、丸山ワクチン（結核菌由来、いまだ厚生労働省から承認を得ていないが、医療現場で多く使用されている癌免疫療法の一つ）に興味を持ち、色々調べてみた。

1970年代、癌の免疫療法が非常に注目され、癌学会でもその種の免疫療法が発表されていた。こんなことから不遜な私は、病理学を基礎から学べば何か新しい事実が得られるのではないかと考え、１９７２年春、岡山大学医学部病理学の妹尾左知丸《せのおさちまる》教授の門を叩いた。

今思い返すと、教室の雰囲気は全く異様で、教授（ボス）を中心として、またボス以上に、皆が自由で思い思いのテーマで研究に励んでいる知力の集まりであり、それぞれの人が皆魅力的であった。どの人も勝手と思えるほど個性的で、活気があり、まっすぐに物を言う人の集まりかと思った。

大した覚悟もなく、また特に勉強好きでもない私は、どうしてか過酷な道を選ぶ癖があり、その結果があの教室へ導かれてしまったわけではある。私は今までしなかった分、一生懸命に勉強した。それにしてもこんな器の大きい人達の中で、一体私はどう進んだらよいのか迷いの日々が続いた。「大変な所へ迷い込んでしまった」と、役にも立たない勉強ばかりしてうろうろする私の悩みをＭ先生が、兄貴として先輩として指導者として察知されたようであり、「何かしたいことがあってこの教室へ来たのではないの？」と聞かれた。私はドキッとして、基礎力のない思いつきだけの自分がこんなことを口にしたら笑われると思ってしまいこんでいた、私にとっては大切な一つの論文をお見せした。それは病院勤務の時、治らない癌の人を何人も泣きながら見送った日々に私の目を引き付けた「癌のリンパ球による免疫療法」の論文である。当時癌の相当進んだ方に家族の要望で、家族が日本大学から取り寄せた丸山ワクチンを半信半疑で使ったところ、明らかに効いて、いったんは腹水が引いてしまった体験は、癌は免疫療法で治るのではないかと思わせられるに充分で、この体験が私を病理学教室に向かわせたことを白状した。

M先生はじっと話を聞いてくださった後、びっくりしたことに、私を馬鹿にせずに、ポンと膝を叩いて「木本先生の所へ相談に行こう」と言われた。木本先生は以前妹尾教授の下で助教授をされていて、その時は川崎医科大学病理の教授になられていた方である。私は木本先生にお会いしたことはなく、その人間性については神様のような方と感じてはいたが、気後れして尻込みしてしまった。しかしM先生は意に介さず、さっさと木本先生に連絡をつけ、二人でお邪魔することとなってしまった。話を聞いてくださった木本先生は結局、「妹尾先生の弟子であるあなたを弟子にするわけにはいかないが、何でも相談してくれれば指導はしてあげる」という神様のようなお言葉をくださった。木本先生はその先、丸山ワクチンを中心になって研究され、多くの成果を得られ、何人かの教授クラスの人が丸山ワクチンの治療を受けたことを聞いた。多くの優秀な先生に色々助言を受けながら、私は細々と実験を始めた。わからないことだらけだったので始終本を読んでいると、教授が「勉強ばかりするな。本にはろくなことは書いてないぞ。それより自分で考えろ」と言われる。教授は色々なテーマを出されるが「AがBになる→結局Xとなる」というように仮説を立てて答えを先に出されていることが多かった。ある日教授が「内藤さん、あれはどうなった？　どこまで進んだ？」と聞かれるので、「先生、何度やっても、AがBにならないのです。逆にAはBではなくCであるとなってしまうのです」と答えると、先生は、「そうか。そうなったのか！　それなら、それが正しい。逆なのかもしれないな。その結果を見せてごらん、もっと早く結果をもってこなきゃ駄目だよ」と、頭の中はとても柔軟である。私は全くびっくりした。私の結果を信じてくれたこと、仮説が違っていればすぐに考えを改めて逆方向で攻めること、これらのことは私の中で、俗な言葉で言えば、「転んでもただでは起きない」という教訓として残っている。

その後、細胞膜の硬さ、流動性というものに着目して細胞膜にコレステロールがぎっしり詰まっていると膜が硬くなり（流動性がなくなる）、細胞のＤＮＡ合成は少なくなる、すなわち癌にはなりにくくなる。逆に細胞膜にコレステロールが少なくなると、細胞のＤＮＡ合成は活発になり癌になりやすい、というような仮説を立てて実験を繰り返し、論文を書き学位をいただいた。仮説以外は全て教授が指導してくださったにもかかわらず、教授にありがとうございましたと言うと、「いやーあれは、内藤さんが自分で考えたものだ、自分の力だ、僕は指導していないよ」と、全く教授らしくないことを言われる。教授の指導がなければ、とても論文は書けなかったのに、そんなことを平気で言われる教授に人間の大きさと同時に、仮説を考えることを一番大切にしてきた生き方を改めて感じさせられた。妹尾教授は病理学会の重鎮であり、世界的にも有名な人である。細胞生物学会という学会を立ち上げておられ超真面目なはずであるが、専門から少し離れたところでも、色々考えられる。人は血管から老いると言って血管（動脈）マッサージをやっていれば年を取らないということを実践して示された。全身の動脈を毎日マッサージしていると動脈硬化もなく、色々な病気も治るということである。動脈は骨に沿って走っている。外からは見えないので骨を狙って、骨の周りをぐいっぐいっと、強くねじるように押す。動脈の表面に分布している血管拡張神経が刺激されてその部分の動脈が拡張し、その周りの筋肉に血液が流れるという理屈である。

実際、血圧の下がった人や、腎機能の良くなった人もおられた。初めは半信半疑で、「うそー」と言い、先生がふざけているのかと思いながら「先生、運動はしなければ駄目ですよ」と言う運動オタクの私に「運動しなくても、足の筋肉はマッサージでちゃんとつくし、階段も駆け上がれるぞ」と、実践してみせた。確かに若々しかった。

もう10年早くこの方法を考えついていたら、髪が薄くならずふさふさしていたのにと悔やんでみせるなど、ユーモラスなところがあった。先生は『病気にならない血管マッサージ』という本を出版されている。(『血管マッサージ　病気にならない老化を防ぐ』、妹尾左知丸著、KKベストセラーズ)

県庁からの依頼

当時、水島地域の公害がひどく、汚染大気の人体影響を調べてくれないかという依頼が県庁から病理学教室にあり、私は今の研究を続けさせてくれるならという条件で岡山県衛生研究所に移った。実験は自由にさせてくれ、病理学教室にも自由に通うことができた。水島地域に大きな装置を設置して、そこでマウス（ネズミ）を飼育して病理組織学的変化を調べた。水島地域のマウスには、アレルギー変化、炎症性変化などが見られた。その後、水島の大気も次第に改善され、法律が変わったこともあり、県の方針ではもう公害はないということに結論付けられた。そして私に対して県庁から「もう公害も治まったので保健所に転勤してくれ」と再三依頼されたが、「もう少し待ってください。今の研究が終わるまで」と言って何年か待ってもらった。衛生研究所は公害研究所と合併して、環境保健センターと名を変えていたが、病理学を基にした研究ができるのでとても居心地が良かった。

さて、この私の我がままが通るのも時間の問題ではあった。県庁という組織の中では、保健所はなくてはならない所であり、保健所には医師が（特に所長は医師と決まっているので）どうしても必要である。研究所は他の職員で補充できるため私がいなくても事足りる。しかし保健所はいつも医師不足で二つの保健所を兼務している所長もいるくらいだ。研究所の友達は皆「人付き合いの悪い内藤さんには保健所は絶対勤まらないよ、やめとけ」と言う。確かに研究と違い人と接する仕事は難しいかも。

のらりくらりと返事を先延ばしにしていると、ある日、県庁に呼び出された。保健福祉課長殿は、「ところで、先生の今の研究はいつ終わるのですか？」と痛いところを突かれた。いつ……？

「そうだ。結果が出ればまた次の結果を求めることになる。終わる時なんてない」と、私は言葉を飲み込んだ。その後しばらくして、保健福祉部長に呼ばれた。部長曰く、「自分も大学院で顕微鏡を使う仕事をしてきたから君の気持ちはよくわかるけれど、顕微鏡の中に見えるのは小さな世界だ。それより大きな社会を大きな目を見開いて見る公衆衛生の方が実は面白いよ」

この言葉に私は心が揺さぶられた。私は小さな小さな世界を、深く深く覗き込んでいた？

そうだ。大きな世界を見ることは今までなかった。そうすれば、今とは違う見方ができるようになり、違う心になれるのかもしれない。

保健所とは何をする所か全く知らなかったが、公衆衛生という広い分野で何かができると思うと少し目の前が晴れてきた気がし、保健所に転勤することを了承した。こんなことから、公衆衛生の道に迷い込んでしまった。保健所に移ってじきに公衆衛生院で、公衆衛生とは何かを学ぶ1か月研修に参加した。

この研修に参加した最初の頃のことである。講師から、「君たちの地域に何か問題があるか？」と聞かれ、「特にありません」と答えた人が講師にこっぴどく問い詰められたことを思い出す。

「問題がない地域なんてない。探し出さなければいけない。そのための努力が一番大切だ」と叩き込まれた。問題は探し出すものだというこの言葉は私の胸に突き刺さった。常にその心構えを持つことが公衆衛生学の基本なのだ。全ての人の健康を守り病気の予防をすること、勿論医療や福祉を支えることも大切だ。

保健所医師として

1987年に保健所医師として勤めたS保健所の上司、尊敬する優秀な保健課長氏が「この保健所管内は、5町ある。そのうちK町だけが肝癌で亡くなる人がどんどん増えている。これはおかしいと思うので、原因調査してください」と、テーマを出された。私は「K町はかつて（1950年ごろ）肝炎が非常に流行った所だから、それで肝癌が増えるのは当然じゃないですか、それに、どうやって調べるのです？」と反論したところ、「まずは、管内は5町あるから、毎年の各町の死亡者のデータを出して他の町との比較をしてみて」と言われる。

厚生省（現厚生労働省）の1986年全国市町村別健康マップを見ると、慢性肝疾患死亡者は国の100に対し、岡山県が96・1、K町は236・7、県下で第1位であった。

さらに肝癌による死亡者は年を追って増えてきている。そのことが１９５０年ごろからの流行に関係するのかどうかを調べるには、１９４０年代にさかのぼって肝疾患の死亡者数を調べなければならず、現美作《みまさか》市役所法務局に出向いて死亡診断書を見せてもらい、５町の肝炎、肝硬変、肝癌死者の統計を出して各町別にグラフにして比べ、経年変化を見た。Ｋ町だけ１９５２〜54年に急性肝炎死が増加し、ピークは27・6（10万対）、その後減少する。肝硬変死は10年後の１９６１年からじわじわと増加し、20年後の１９７０〜72年にピーク70・９となり徐々に減少、肝癌死は１９７３〜75年ごろから急上昇し、30年後の１９８２〜85年39・２、その後１９８５〜87年に少しカーブが弱まるが、43・５と上昇は止まっていない。

Ｋ町以外の４町はＫ町のような経時的変動は見られなかった。

すなわちＫ町では急性肝炎流行（第１のピーク）から約10年後に慢性肝炎または肝硬変による死亡者が次第に増え始め、20年後に最高となり（第２のピーク）、その後次第に減少するが約26〜27年後からは肝癌が増え出し、35年後もまだ増え続けている

（第3のピーク）という3つのピークを描いて増減が見られることがわかった。

この調査で、10年後20年後30年後と、経年的に肝硬変、さらに肝癌に移行するという結果を得ることができ、この宿題を出した保健課長の眼力、先見の明というものに敬服した。

この結果について、当時研修中の公衆衛生院で意気揚々と発表したところ、「それで、この結果、この件について、保健所はどうするのですか？　住民にどう返すのですか？何をすればいいと思っていますか？」と聞かれた時、若き私はぎゃふんとなってしまった。公衆衛生の求めることが大きくて当時の私には答えが出せなかった。公衆衛生とは何かという自問自答は、後の高梁《たかはし》保健所での肝癌検診につながっている。

公衆衛生は住民の健康を守るためにある。自己満足で終わってはならない。必ず住民に結果をお返しし、対策を一緒に練らなければならないのだ。

そして公衆衛生は公共的なものであり、格差があってはならないとされてきたが、社会の政治的経済的仕組みの違いによって格差が広がりつつあると平体由美著『病が分断するアメリカ　公衆衛生と「自由」のジレンマ』（筑摩書房、２０２３年）に書かれていることが新聞に紹介されている。

公衆衛生の手段は皆の利益にもなれば社会を分断することにもなるそうであり、社会の正しきあり方が公衆衛生の基本になるということである。

第3章

公衆衛生・保健所のお仕事

——健康危機管理とヘルスプロモーション——

1　大切なのは人の心への玄関口

結核はかつて日本では国民病といわれ、大変恐れられた感染症である。昭和40年ごろには、人口10万人に対する罹患率は約７００であり、日本は当時世界の中で、結核後進国、高蔓延国と位置付けられていて、大変不名誉なことであった。当時の厚生省は躍起になって、保健所や医療機関に結核根絶のための戦略を実行するよう指令を出していた。

昭和50年ごろには大分減少して、罹患率１００以下になった。

新しい治療薬もでき、治療方法も進み、平成元年ごろには罹患率35。減ったとはいえ、諸外国に比べると約4～5倍であり、やっと中蔓延国に位置付けられた。まだまだ気を許す段階ではなかった。

しかし急激に減少したためか、結核はもう過去の病気というムードが幅を利かせてきて、人々はもう心配いらないと感じ出した。

私がK保健所に所長として勤務していた平成の初めの頃のある日、開業医A氏が亡くなったという一報が入った。直接の死因は心不全とされているが、なんと結核の届けも出された。しかも排菌している。

G6号、比較的大量の菌である。

ドクターが結核！　排菌もしている、しかも、地域の事情をよく知っている市の保健婦さんによると、数日前まで学校医として生徒の予防注射を行っていたらしい。ただ、ちょっと、しんどそうに見えたという。

ええっ！　どうしよう？

排菌されていたのなら、患者さんにも、児童にも、感染している可能性がある。医師は亡くなってしまっているので、どのくらいの患者さんが通院されていたのかもわからない。まず、集団感染があるかどうかの調査（結核定期外健診）をするべきかどうかの判断が必要となる。県庁健康対策課という頼みの綱の上位機関に相談すると、「現在はあまり集団感染がないし、めったにうつるものではないから、もう少し様子を見たら」という意見であった。

それでも、もし子供達や患者さんに感染があったら早くに対策しなければと、保健所内の意見は結局、早く対策を進めようということに決まった。まず、該当の医院に出かけ、奥様に会い患者さんのカルテを調べさせてほしいと依頼した。カルテから最近に受診した患者さんを拾い出して感染の有無を調べるためである。しかし、奥様は医師会に相談した後、カルテは出せないと言われる。医師会にとってはカルテを保健所が点検することに何か不具合があると思われたのか、医師会長氏から抗議の電話があった。死因が結核ではないのだから調べる必要はないのでは、と言われる。さらに、前任の保健所長からも調べる必要はないのでは、すれば医師会ともめることになるかもしれない、という忠告を受けた。

しかし、もしものことを考えれば、当然するべき作業であると私は思った。

あちらこちらに頭を下げて、秘密厳守の原則を守るからと約束して実行させてもらった。まず借りたカルテからピックアップした患者宅を訪問し、納得のいくような説明をした上で健診させてもらう。

何故するのかという理由付けは難しかったが、それは大した問題ではない。

それよりも、この際、各戸訪問という難関をどう乗り越えようかと、内気な私は悩みに悩んだ。が、同行してくれた保健婦（保健師）氏は、家の前まで行くと、ピンポーン、ガラッ、それから、

「こんにちはー。保健婦でーす」

と、いとも簡単に家に入り込むではないか！

私は度肝を抜かれた。

「これか！」

実は、各戸訪問は難しいことではないんだ。簡単に人の心に入り込むコツは、こちらの心の中にあったんだ。

この出来事は、今までの私の人との消極的な付き合い方を根本から変えてくれた。

調査も無事に終わり、この件からは1例の感染者も出なかった。しかも、きちんと調査し結論を出せたことで、保健所のやりがいと自信を保つことができた。医師会からも礼を言われた。その年は新患者が約30名、そのうち排菌者が半数、中々目が離せないと感じた。

先進国（アメリカ、北欧、オーストラリア等）の中でただ一つ、ずっと中蔓延国とされてきた日本が２０２１年に初めて低蔓延国になり、罹患率は9・2であった。とはいえ、まだまだ根絶とはいかず引き続き努力は必要である。今でも結核は古くて新しい病気である。最近はコロナウイルスとの関係も何か取沙汰されていて結論が出ていない。さらにプライバシーの問題、学校や家族や近所付き合いの関係等、充分な説明が求められるだけに多くの矛盾もある。それらの批判、苦情、相談に細かく対応してゆく技術は、公衆衛生に求められるサイエンス&アート、永遠の課題である。

2　みんなで作った風の道

コロナに悩まされるこの頃、何故こんなことになってしまうの?と自問することが多々ある。何もかもが新しいことだから対応が後手になるのは理解できるが、これまでは新しい感染症と闘うべき体制や予防のための訓練を怠らなかった保健所や医療機関の位置付け、配置などがどんどん縮小されてきた今の時代背景が関係あるように思えてならない。

私は20年ほど前まで「住民の健康を守る拠点となるべし」とされた保健所に勤務した。地域公衆衛生の最先端でコロナ患者や周囲の人の支援のために走り回り、くたくたになっているであろう後輩保健師達の毎日を思うと、組織を痩せ細らせた制度が無念でならない。厚労省は見事に保健所の数を減らし、当然職員の新規採用も少なくなった。

また、世の中には子育ての問題点、精神保健の問題点などが形を変えて増えている。保健所の職員であれば、虐待も、精神保健の問題も保健師が身を削って向き合ってきた。現在は、児童相談所、精神保健センターというところに重きを置いて仕事に当たらせているが、こんなことは前は起きなかったはずなのにと、思ってしまうことがある。保健所が関わりにくくなってきている。今までのノウハウが大切にされていない。

コロナのため、昔の同僚であるOB保健師のA氏もB氏も患者の電話対応のため、連日引っ張り出されている。「どの人も辛い思いをしているけれど一人で20人も30人もの対応となると自分も疲れ果てる」と言いながらも患者の力になろうと努めている。新しい感染症がいつ起こるともわからないので、もっと研修や訓練の時間を定期的に組むべきである。

保健所にはこのような健康危機対応とは別にもう一つの重要な役割、「地域づくり・健康づくり&ヘルスプロモーション」というものがある。岡山県には70年以上の歴史を持つ愛育委員会、栄養委員会が全地域に網羅されていて、その育成は保健所の大きな仕事である。

これらの組織は保健所、市町村職員と共に学習しながら、健康づくり、地域づくり運動を先導するボランティア組織である。

平成元年に私は倉敷市児島の保健所に所長として赴任した。結核や食中毒の対応（健康危機管理）は当然として、いわゆるヘルスプロモーション（住民が自らの健康のために自ら生活習慣を改善できる地域づくり）の仕掛けについては私も模索中であった。人々を納得させ、それを広めることはとても困難な作業であるとされていたからである。しかし私は、この地で繰り広げられた見事な運動の中にその原点を見せられ、とても感動した。

ある日の栄養委員会で、児島―下津井間を運行しているナローゲージで有名な電車が廃線になるらしいというニュースを、栄養委員Ｃ氏が話した。この電車と風景が大好きだった私は何とか存続運動をしなければと焦って、まず山陽新聞のちまた欄に投稿した。

「素朴な下津井電車ぜひとも存続を」

内藤未来

「下電児島駅は赤と青のパイプを配したしゃれたつくりの車庫で、そこからはまるでおもちゃのような真っ赤な電車が下津井駅まで走っています。座席に座り遊園地に迷い込んだかなと童心に返ると、電車は出発、裏町を走り抜けていきます。しばらくすると沿線はまさに登山列車の雰囲気がしてきて鷲羽山駅に到着します。ここから緑の中を下津井に向けて下る真っ赤な登山電車を見送って、いよいよ鷲羽山山頂目指して登ります。山頂まで600メートルですが登山の気分も味わわせてくれます。山頂から見る瀬戸内海は、島の配し方が神秘的で、まさに絶景です。さらに、美しい直線と曲線でキャンバスに描き込まれた瀬戸大橋は優雅で、自然と人工の調和を保っています。……ほんの少しの汗をかき自然の中をゆったり散策し、素晴らしい気分に浸れる。これこそが求めていた休暇だと思いました。

このコースの入り口となる夢の登山電車、下津井電車をぜひとも存続していただきたく、関係者の方々のご一考をお願いし多くの方のご支援をお願いします。」

この児島の財産を残したいという想いは多くの人に共有されるだろうと願った。

ところが住民の方々は「あまり電車には乗らないよ。車があるから」とか、「線路近くの人は電車が結構ガタガタとうるさいと言っている」「なくなってもいいんじゃない」という意見が多かった。

新聞にも次々と、

「サヨナラ軽便、下津井電鉄の鉄道廃止」という記事が連載された。これはもう駄目だ。存続運動をしても人々の合意も会社側の譲歩も得られないと感じた。それでも、電車が廃止された後でも鉄道線路道は残るんだと思った時、そうだ、跡地を住民のために活用できないか?と考えてみた。そこで、ある日の愛育委員会で私はわくわくしながら「廃線の跡地を残してもらって歩く道にできないかしら」と提案してみた。D氏は、「跡地は競艇場等の駐車場になるといううわさがあるよ」「それは惜しいね。線路道が分断されてしまうなんて」などといろんな意見が出た。このやり取りを聞いた愛育委員会長I氏は「歩く道にするなんて、良い発想だ。児島には歩く道が少ないし歩く環境を作るのは私達の使命じゃないか。素晴らしい考えだ。ぜひとも実現させたいね」と力強い発言をした。

「倉敷市に跡地を買い上げてもらって残せるように働きかけよう」「一日1万歩歩こうと皆に言ってはいるけど、まず歩ける道を作ることが先だよね」と話がどんどん進み、委員達は栄養委員会と協力して「児島の歩く道を考える会」を作った。手分けして各種団体に出かけて話を持ちかけ、何と47の団体からの賛同が得られ、運動は見る見る大きく広がった。シンポジウムも開かれ町中に話題が広まった。

どんな道にするかという具体案を作成するため、私達保健所職員は休日毎に、命の短くなった電車に乗って線路を色々な角度から観察し写真に収めた。最後のあがきのような寂しげな悲鳴を上げて走る電車がいとおしかった。線路の跡地が道となって残り、癒やしの公園ともなって活用される未来図を思い描きながら、写真に残した。

D氏E氏から「この道の名前をつけよう」と意見があり様々な案が出たが、「道であると同時に憩いの公園としたい」「公園がいいよ。こんな細長い公園は多分どこにもないから」「世界で一番細くて長い公園になるのでは？」「ギネスに載せたいね」――そこで、鷲羽山ビジターセンター館長Y氏が、「道という言葉もいるよ。しおかぜの道というイメージはどう？」と文学者らしい意見が出て皆大喜びした。

次は、どんな道にするかという話になった。「線路や枕木を所々残してもらおう」「トイレやベンチも必要」「駅舎には電車を1両残してもらおう」「道の両端に木や花を植えよう」。支所職員N氏は「線路は全長5・3キロあり歩くのに最適の距離だし、サイクリングも車椅子も通れる。全国規模の歩く大会やトライアスロン大会もできるだろう」と、専門的な意見を出された。

わくわくしながら私は、こんな道にしたいという皆の夢を文章にまとめ、画家である保健師O氏がこうあったらいいという夢あふれる魔法のような素敵な想像画を描いて添え、「しおかぜの道―世界で一番細くて長い公園を実現させよう」というパンフレットを作成した。

パンフレット

【風景としおかぜを楽しみながら歩ける道を児島に実現させよう！

下電軌道敷跡地を歩いてみると、この目的にぴったりです。周囲には風光明媚な鷲羽山、絶景の瀬戸内海、下津井城址公園、下津井街並み、荻野美術館、遊園地等が続いています。

○電車の線路や枕木を残した道にしよう
○駅舎のあたりに健康展示館やセンターを作ろう
○電車の博物館も欲しい
○トイレやベンチも整備してほしい
○歩く大会などの全国的催しをしよう

花や木に彩られた道、細くて長くてどこまでも続いている道。
空と海に続く道。
歩くと、身も心も軽くなるようなさわやかで優しい道。
電車と共に歴史を刻んできたこの道。

児島にしかできないこの道は世界に誇れる夢の道。

遊び場もなく自然もない都会から離れてストレスを解消できる健康道路。安心して歩ける道。夢を呼び安らぎを呼ぶ長い道。

実現を期待し折角の恵まれたチャンスを取り逃がすことなく児島の観光名所の一つに加えていただきたく、切望します。

児島の歩く道を考える会代表】

メンバーは事ある毎にパンフレットを配布し運動はさらに広がった。市長に要望書を出し、市が納得して道が完成するまでには7年を要したが、この間、メンバーの人達は跡地を何度も歩いて実力行使していた。

私はこの運動の渦の中にいて、これこそが地域住民主体の地域住民のための健康と環境づくり（ヘルスプロモーション）だと実感した。

行政の力が先にあるのではない。このような地域健康づくりの輪の中で作られる地域の絆と住民パワーがあればこそ、行政を動かすことができる。今のような辛い時代を、行政と住民が一体となって乗り切れる原動力となり得るのではないかとつくづく思う。

風の道（住民たちはしおかぜの道と名付けたが、市は風の道とした。理由は不明である）は、平成19年に、読売新聞社の「遊歩百選（行ってみたい、歩いてみたい日本の百か所）」に選出された。

3　骨塩量を測ろう

「高齢と共に骨塩量（骨量）も減少、骨折や骨粗しょう症を起こして寝たきりにつながる（ロコモ症候群）可能性が増える」ということを学習された栄養委員の方々から、ぜひ骨塩量測定を保健所でやってくださいと言われた。平成3年当時、私は岡山県井笠保健所（現・備中保健所井笠支所）所長をしていたが、委員さん方がよく勉強し、情報を集めて要望されるのは素晴らしいことなので、ぜひ実現しなければと、事業計画を立てて県庁に出向き保健福祉部長に骨塩量測定機器を県に導入してほしいとお願いした。

「1970年ごろから諸外国でもやり始めているが、色々な方法があり、現状では正確な方法はこれだという機器がまだ確立していない、岡山県としてやるのは時期尚早である」と断られてしまった。

骨塩量測定を先進的に行っているのは、長野、大阪、京都だということを調べ、大阪府保健所に様子を伺ったところ、MD法という方法で数年前から検診をしているということ。この方法は、レントゲン装置で撮影した右手中手骨《ちゅうしゅこつ》のフィルムを現像してボナライザーという骨塩量測定機器で読み込み、コンピューター解析をするものである。レントゲン装置はある。ならば、何とかこの方法で測定することはできないかと優秀なSレントゲン技師に相談したところ、S氏はいとも簡単に、機械さえあればできるよ、この方法で検診してみようと力強い。

機械さえあれば、か。

正式には上層部が許可してくれるはずがないので、私のできることはゲリラ作戦である。機械製造元の帝人株式会社に「住民の骨塩量を測りたいけれど県には予算がない、これからの宣伝のためにもしばらくの間、機械を貸与してくれませんか」と依頼した。会社側は私達の目的を理解し、快く了承し、無料で貸与してくれることになった。

S氏を中心に職員達はやる気満々で、どこで検診するかの計画を立てた。

全住民を対象にするわけにはいかない。

私達は、海岸近くの笠岡市大島地区、笠岡市市街地地区、山沿いの町・井原市芳井町の3地区の住民を対象にすることにした。40歳から60歳の女性、約２３０名を対象に調査を行った。

海沿いの大島地区は魚をよく食べるから、カルシウムが多く摂れているだろうか？一方、山間部の芳井町は魚を食べることが少ないのでカルシウムは少ないのではないか？また、大島地区の方に骨塩量が高く出るのではないかと、私達は予測していた。

検診と同時に食生活（カルシウム摂取量）や足などの関節痛、腰痛などの症状、骨折の既往歴も比較分析した。

結果は、カルシウム摂取量の一番多いのは芳井町、２番目が笠岡市内、大島の海岸部は一番少なかった。これには驚いた。

芳井町でのみ、カルシウム量と骨塩量の相関が見られ、これは骨塩量の高い人がカルシウムをよく摂っているということだ。

また全体的に見て、骨塩量の高い人はカルシウムを多く摂っていて、運動量も多い傾向があった。


骨塩量の平均値は、山間部の芳井町が高かった。

骨折する機会は芳井町が高かった。


何故かと詳しく聞き取りすると、芳井町ではよく野菜を食べることがわかり、カルシウムの多い野菜をよく摂ることが関係すると思われた。

海岸部では魚の食べ方が贅沢で、骨部は全く捨てておいしそうな所だけ食べているため、初めに私達が予想した、海岸部はカルシウム摂取量が多いだろうと思ったのは、全く違っていた。

また、骨折が多いのは芳井町であるが、これは山坂が多いため、よく転ぶからだということもわかった。

このような事業をしている私達のところに、県庁から視察に来た職員が、「ここの保健所長は、県の言うことを聞かず、趣味で仕事をする」と苦言を言って帰りましたよと、保健所の保健師が教えてくれた。

私が県庁の言うことをまともには聞かず、できないと言われても、できる方向に進めてしまうからだろうか。職員は力を合わせて仕事をしているので、そんなことを言われて嬉しいわけはなく、「県庁は協力しないばかりか邪魔しているように感じる」と言って、より内部の結束は固まった。

このような事業に取り組んでいた平成5年ごろ、県議会で骨粗しょう症及び寝たきり老人ゼロ作戦について、県の対策が遅いのではないかという質問が出た。それに対して県の部長の回答は、「現在、モデル的に井笠保健所で骨塩量測定検診を実施させている」というものであった。

「モデル的に？」

「やらせたって？」

「何？」

我々は、あっけにとられた。


総合的結果として、約2割の人は骨塩量が平均より低かった。

カルシウム量の減少者は海岸部が22％、山間部は15％であった。

めざしなどの小魚、大豆、ほうれん草、チンゲン菜などをよく食べる人に症状が少ない。

海岸部では魚介類を多く食べ、野菜が少ない。山間部では魚介類は少なく野菜が多い。


住民にはこれらを発表し教室を開き、生活習慣の改善を促した。

骨のためにも野菜が大切だということが立証された。

4　肝癌ゼロ作戦

日本での死亡者数の第1位は、悪性新生物つまり癌である。肝癌は他の癌と違い原因がほぼわかっている、すなわち、予防できる癌であることが最近示されたので、私は肝癌に注目していた。

肝癌死亡率は、1950～1970年代半ばにかけては人口10万人対9～11人くらいを維持していたが、1970年代後半から1990年代にかけて年々増加した。

1992年に、C型肝炎ウイルスの持続感染が、肝硬変から肝癌にまで移行する一番の理由であることがわかった。それまではB型肝炎ウイルスが関係することはわかっていたが、C型ウイルスについてはまだ証明されていなかった。その後、診断法や治療法が次第に確立されてきて、2000年からは肝癌死亡者数は次第に右肩下がりに減少してきた。

1994年、私が岡山県高梁保健所（現・備北保健所）所長として勤務していた頃はまだ肝癌で亡くなる人が増え続けていた時だった。どんどん増えている肝癌を何とかしなければという大きな健康危機管理課題に直面していた。当時厚生省では老人保健法という法律で40歳以上の全員に毎年、肺癌、胃癌、乳癌、子宮癌、大腸癌の検診は義務付けていたけれど、肝臓癌検診は入れていなかった。まだ、その時期でないと考えていたようである。

以前、ある自治体が、町民検診で採血した住民の血液から、本人の同意なしにC型肝炎の抗体検査をした。その結果で陽性と出た人にどう説明すればよいのか、大変悩まれたことを知っていた私は、この検診をするという取り組みに中々積極的になれなかった。

そんな悩みの中にいた私は、ある日、高梁医師会から呼び出しを受けた。医師会での会議では、

「①高梁地域は従来肝癌が多いといわれてきた。輸血や予防接種、その他注射時の針の不適切な使用によって広まったことが証明されている以上、医師会としても大いに責任を感じている。このままにはしておけない。

②今のように肝癌が増え続けている現状では、できるだけ早く検診を行って、肝癌予備軍を探し出したい。

③検診後のフォロー体制を完全にしたい。

④専門医として、川崎医科大学のK講師に協力を依頼し、講演と新しい治療法などを依頼する。

⑤保健所には「住民への呼びかけ、その他、市町村への働きかけなど、皆の理解と参加依頼を担当してほしい」が主旨であった。

私は大いに困った。主旨は賛同できる。正しいことだ。しかも、医師会側がそのように真摯に今の事態を捉えてくださっていることに感動すら覚えた。しかし、私の一存で、職員が納得してくれるとは思えない。

保健所に問題を持ち帰り、皆に相談した。あれこれ賛否両論が出たが、それも当然のことである。しかし、しばらく話し合った後に出た答えは、「予防できるのに手を打たずにじっとしているわけにはいかない、やりましょう！」ということだった。私は職員に感謝した。

今まで項目になかった検査をする意味、つまり住民の人に何故しなければならないかを知ってもらうこと、そして検診後のフォロー体制を整えること、データの取りまとめをすることなどなど、保健所としてやらなければならないことはとても重要で、そして多い。

肝癌検診は他の検診のように、癌ができているかどうかを見つけるのではなく、肝癌になる原因＝（肝炎ウイルス）を身体に持っているかどうかを見るものである。まず1次検診で肝炎ウイルスが身体に入った（感染した）証拠があるかを見、2次検診で、入ったウイルスがまだ身体に残っているかを見る。ウイルスが残っている人をハイリスク者＝（将来癌になる確率の高い人）として精密検診をし、今現在癌になっているかどうかを見る。そして癌ができていれば治療、癌ができていない時は癌にならないような手当てをする。このように、検診と治療が一体化していれば、間が悪く癌ができても早期で見つけることができる。

肝癌検診は癌になる前に見つける肝癌予防検診ともいえるもので、検診する側もされる側も覚悟がいる検診である。

まず検診する前に、受診者にどんな検診かよく知ってもらい、精密検診が必要な場合には必ず受けてくれるように協力を頼み、了解し合う。検診後ハイリスク者とされた一人ひとりに地域医師と専門医療機関が連携して手厚く治療する。またハイリスク者を地域住民も支援していく。

こんな面倒なことなのに、やりたい、やるのだと、前向きに考える人達に背中を押されて、私のすることは、まず県庁保健福祉部に出かけていって了解と予算をもらってくることだった。残念なことに、県では「まだ、その時期ではない」と却下されてしまった。

しかし医師会の本気、打算のない研究的な心がわかっていた私は決心した。これこそ、健康危機管理の面とヘルスプロモーションの面、両方の面で保健所がプログラムするべき公衆衛生ではないかと燃え立ち、肝癌検診という言葉は表に出さず、「予防から高度医療まで一貫して保健医療福祉関係者が連携する体制づくり」と体裁を変え、厚生省の厚生科学研究費にチャレンジした。幸い国からは認められて、科学研究費をいただけることになり「高梁地域肝癌ゼロ作戦」が始められた。国や県より5年も早く始められた検診である。

保健所と市町村、医師会、大学それぞれの役割を決め、チームとなり、一貫したシステムを作った。体制については、

検診前の事前教育——医師会、大学

検診の呼びかけ——市町村、愛育委員会などボランティア

検診——大学

ハイリスク者支援、治療——事前に作成した支援プログラム、治療プログラムに従い、医師会、大学

講演会、勉強会——医師会、大学、保健所

地域での対象者へのフォロー——保健所、市町村、愛育委員会

結果は１９９４年、１９９５年、１９９６年の合計で、約４９００人が受診、Ｃ型肝炎抗体（＋）の人が３８４名。

そのうちＣ型ＲＮＡ（＋）の人は２３２名、このグループはＣ型肝炎ウイルスをまだ持っているので、癌になる危険性を持っている。

チームはこれらの人をきちんと把握し治療を続けて、誰一人癌にさせない意気込みで取り組んでいる。この検診を通じて癌は７名見つかり、早期癌５人、進行癌２人であった。

人は健康を害した時、最高とまでいかなくても適切な治療を受けたいと望む。そして、治療法は、これで果たして良いのだろうかと不安になる。しかし、医療や医療機関の情報に制限のある現状においては、個人の力で良い医療を選択することはかなり難しい。信頼できるかかりつけの主治医がおり、必要に応じてさらに高度な医療が簡単に受けられる体制がきちんと整備されていたら、いたずらに病気を恐れることなく安心して生活できる。このような体制が作られていなければならないが、特別な場合を除いては医療機関側のネットワークは独自のスタイルで進められており、行政側や地域住民と密着していない。

高梁医師会は、保健福祉との連携を医師会の目標に掲げておられ、住民や患者の幸せや回復を願っていち早く医師会立訪問看護ステーションを設立された。これには、行政側も理解し支援にまわっている。このような環境の中で反対する医師は一人もおらず、難しく厄介であったが、住民も保健所も皆前向きに取り組むことができた。

肝癌検診は、その後のフォローが大変であるが、肝癌ゼロにしていくことは可能であることがはっきりわかった。

このことから私は、早く肝癌検診を始めてくださいと、あらゆる場面で訴え続けてきた。

多くの医療関係者が賛同してくださって、２０００年、日本消化器病学会中国支部主催で、「肝臓のわるい人いらっしゃい――21世紀の肝臓癌――」という題のフォーラムが岡山市で開かれた。

講演1　増える肝臓癌
講演2　肝臓癌の手術
講演3　患者さんから見た肝臓の病気
講演4　開業医から見た肝臓癌
講演5　どうしたらなくせる肝臓癌

専門医も患者も一緒に集まって、疑問点を話し合うとても良い企画であった。私は5の、「どうしたらなくせる肝臓癌」のテーマをもらい、高梁での成果を発表した。「どうしたらなくせる」ではなく、「なくさなければならない」でもなく、「なくすことができる肝臓癌」として発表した。

その後、私は県保健福祉部に対し、「肝臓癌検診の必要性について」と題して以下のような要望書を出した。

「肝癌は漸増しているが、肝癌検診は、癌検診の中に組み入れられていない。全国では、県として検診に取り組んでいる所もある。岡山県として何らかの形で取り組むことを早急に考えていただきたい。高梁地域で3年前から肝癌検診をしているが、成果は出ており、今後この方式を県下に広めるか、少なくとも肝癌予防の知識の普及に力を入れていただきたい。肝癌の原因を作ったのは、前時代の古い医療と行政の責任であることから、その後始末をつける責任があると思います。

去る7月23日に岡山市において、日本消化器病学会中国支部主催の市民公開講座が催され、肝癌予防のテーマを内藤が受け持ちました。

高梁地域の取り組みを紹介したわけですが、市民からは「行政は何故他の地域でも取り組むようにしないのか?」「あなたはそれを努力するべきではないのか」というような意見を沢山いただき、辛かったです。病院側も、それをとても期待しているようでした。実際に癌になっている人の発言だけに心に迫るものがありました。

高梁保健所　内藤」

実際、老人保健法によって、全国一斉に肝癌検診ができるようになったのは、2002年からである。

近年、日本では新たな感染によるC型肝炎ウイルスキャリア発生はほぼ止まっている。肝癌死亡率は１９９９年ごろから微減している。厚生省が検診に踏み切ってくれ、力を入れてくれたおかげだと思う。勿論治療の発達、高度医療のおかげも大きい。

5　貝原益軒さんを超えて？

岡山県高梁市は非常に高齢者率が高く、その代わり健康長寿の人も多い。市は保健所やボランティア団体と共に、健寿の里健康文化づくり推進事業なるものを進めている。どんな事業かというと、健康は自分で作るものであると自覚し、楽しく生活習慣の中に織り込んでいこうと呼びかけ、仲間同士で集《つど》って進んでボランティア活動を行うものである。高梁保健所所長として私はそんな人達の健康作りのコツ（健康方法）を、もっと多くの人に知ってもらって益々健康長寿を目指す人を増やすために、標語（メッセージ）を募集して冊子を作り、多くの人に広めたいと思い、市や愛育委員に働きかけ市民全体に投稿を呼びかけた。多くの素晴らしい作品が投稿された。力作が多く、実際に実行していることがわかるような、他人がすぐにでも真似できるようなメッセージばかりであり、改めてこの地の人々の真面目な生き方が健康を作っているのだと感じた。

高梁の健寿人の生き方の秘訣は高梁の宝、お国自慢として全国へ、そして次の世代の人達にアピールできたらと心躍った。

古くは、江戸時代の儒学者、貝原益軒が83歳の時（1712年）に書き下ろした『養生訓』が有名である。養生とは健康法のことで健康指南書ともいえる。長寿を全うするための身体の養生の他、精神の養生、生活上の心得などに分かれていて、自身の体験に基づいたものだといわれている。

この有名な『養生訓』と、高梁の健康メッセージはどんな違いがあるのか比較して、現代に合った本当の健康指南書ができたら素晴らしいことだと思った。

貝原益軒の『養生訓』は、総論、食事、五官、慎病、用薬、養老の項目があり、「父母天地に孝を尽くし、人倫の道を行い、養生の術を学んで自分の身を保つ」「礼儀と道理はどちらも同じく大切」と、人間としての生き方、尊厳が健康長寿の基本であると繰り返し述べている。

「欲望を慎み、外邪を防ぐのが養生の道である」と厳しいが、心の平静が大切で、楽しみのない生き方は否定している。

早起き、食事、睡眠、労働等、生活習慣の大切さが病気の予防、長命につながる。

食事は腹八分目、心と体をつなぐ五官（耳、鼻、目、口、皮膚）の安楽、病気の予防、自然治癒が最善、薬は少なく。


老人に対しては誠を持って養い、無理をさせず、心労を避け、体力や気力を減らさないように気配りし、寂しがらせず、外部から守り毎日を楽しませること。

（――しかしこれでは、老人に対しての敬いの気持ちや守る気持ちが強すぎる。一方、老人を尊ぶ気持ちはやや少ない気がする――）


さらに、老人は世俗から去り、静かに暮らすことが長寿の基であるとし、老人はあまり外に出歩かず、文句も言わず、逆らわず、と書いていて、老人になっても世の中に出て意見もきちんと言い、運動も毎日続けようとされている現在の健康法とはかけ離れた内容になっている。

高梁市の健康メッセージには、益軒の時代とは違う現代の健康法が満載されていて、さすが皆、よく学習されたなあと感じ入った。

そこでこれをまとめて、高梁版（現代の）養生訓としたらよいのではないかということになった。

高梁版養生訓（健康メッセージ）は、食事、運動、心の養生、労働、養生の術、健診、家族、地域とのふれあいの8項目に分類した。

食事：バランス、腹八分、食事時の団欒

運動：生活と運動、リハビリ、体力づくり、ウオーキング

心の養生：花の手入れ、ちぎり絵、ファッション、趣味、対話、歌、風呂など。

働くことはダイエットになり、医者いらずにつながる。

ここに、そのメッセージの例を挙げてみる。項目毎に、益軒の述べたことと比較解説してみた。

食事

「腹八分守るおかげで健やかに」

「三世代食事団欒笑顔して、食育つなぐ旬の作物」

「お母さん、あなたが作る食事が孫、ひ孫の健康まで左右する」

（益軒は腹八分目と言っていますが、団欒のことは見当たらない）

運動

「筋肉の気持ちになりてストレッチ、徐々に徐々にと日毎重ねむ」

「家の中にいるよりは、家の外に出て身体を動かし、太陽からのパワーをもらっていることが、健康の源です」

（益軒は身体を動かす大切さを説いている）

心の養生

「忙しい仕事の間、少しの時間も花の手入れ。私の楽しみが健康で花を咲かす日々
花を見て悪い気持ちのしない人々」

「ハイカラファッションで自己アピール。満足感で心の栄養
みんな揃って旅にも出よう」

「柚子風呂のこと思いつつ、柚子の実をもろ手に包み、その香にひたる」

（益軒は詩を吟じ香を焚き、山水を眺め、草木を愛し畑の野菜を膳にのせるのも心を楽しませる手段であると言っている）

労働

「上や下へと汗流し、畑でできるダイエット。私の健康これしかない！」

（益軒は家事をよく勤めて怠けてはならぬとしている）

養生の術

「いいと聞き、即実行で健やかに」

（益軒は養生の術を習わないで、どうして養生と長生きができようか、よく知ったら、どうして行わないでおられようかと言っている）

健診

「おじいさん、今日は市の健診に行こうや。何もなかったら明日からまた安心して動き、楽しくおいしく呑めるで」

（益軒の時代には健診はなかった）

家族
「長生きを、陰で支える家族あり」
（益軒は父母、そして、天地に孝を尽くすとしている）

地域とのふれあい
「ボランティア、できてうれしい地域の和」
「健康は、みんなとふれあい、話し合い」
（益軒には近隣との付き合い、人の和に関するものは見あたらない）

貝原益軒は、人間としての生き方がそのまま健康法であることを、自分の経験からまとめた人であり、『養生訓』はそのような堅実な生き方をして、健康になろうという格調高いものである。

高梁版は人間としての生き方はともかく、健康に関する内容については非常に幅広いものになっている。益軒は外部を警戒し人との交流についてはむしろ否定的である。ひたすら内に向かっての自分磨きを奨励している。高梁版はそれに反し、人との交流やボランティア活動こそ人づくり健康づくりであり、地域づくりこそ健康づくりであるとしている。この点で明らかに、高梁版は益軒を超えていると思う。

『養生訓』は、食事、運動、労働、心の安静をどうしたらよいのかについて書いている指南書であるが、高梁版は、自分はこうしていると書いている実践書である。書かれているのを見て自分もやってみようとする人が多かった。人々は「こうしなさい」と言われるより、「こうしているよ」と、示される方が受け入れやすいようだ。集会で会話が弾むようになったり、朝の挨拶をしなかったご主人がするようになったり、色々成功話が聞かれた。この高梁版養生訓を作成するのに参加した人、応募した人、読んだ人、皆が自分のことのように喜んで、さらに広め、活動に生かしていることは素晴らしい成果であった。

貝原益軒の時代には、老人は静かにして、嫌われないように、あまり意見も言わず、引っ込んでいるのがいいとされていたのは、一体どうしてなのだろうか？　あれだけよく勉強して、人倫の道を究め、礼儀と道理を重んずる益軒さまが、老人を大切にするという本当のところがわかっていないのではないかと、つたない私は思う。

私は大分若い頃から、敬老という言葉に何となく違和感を感じていた。敬うということと、尊ぶということとは違うのではないか？

敬老精神とはよく使われるが、尊老精神という言葉は何故、一般的でないのだろうか？　老人は敬われるだけで満足できるのだろうか？　尊ばれると、心が豊かになる。勿論そのためには、人は尊ばれるような老人にならなければならないし、また、そうできたら、尊老精神ということも一般的になるのではないだろうか。

6　健康づくり中核拠点、それは保健所と言われたい
――健康日本21――

「病気を治療する人＝臨床医」を目指していた私ですが、心ならずも保健所に寄り道をし、それが長引いて一生の仕事となってしまいました。臨床に未練を持つ私が保健所の医師になったのは、多分に義理と人情からなのですが、地域保健の意外な面白さに次第に魅かれていったことも大きな理由です。

保健所は、地域で、健康危機管理（感染症やその他の危機）とヘルスプロモーション（地域全体で取り組む健康づくり運動）の中核としての役割を果たすこととされています（地域保健法）。地域住民全てが健康で病気を予防できなければならないのです。

私達の仕事の基礎として地域診断があります。地域の健康度、病気度、習慣などを診断するのですが、集めたデータを分析していると地域（市町村）によって同じ地続

きの隣町なのにどうしてこんなに健康度が違うのだろうと不思議に思うことがあります。

当時担当していたこのT地域全体として、高血圧者が多めであり、脳卒中死亡者も多いのですが、その中でA町は高血圧で受療する人(国保統計)も脳卒中で受療する人も少ない。脳卒中になっても受療しないという現実は考えられないので、A町は高血圧も脳卒中も少ないと思われます。しかしその他の町は高血圧で受療する人は少ないのに、脳卒中で受療する人は多いという逆現象が起こっています。これはミステリーです。死亡統計では脳血管疾患で亡くなる人が一番少ないのはB町、次いでA町です。

基本健診ではどうでしょうか。健診時に正常血圧の人が一番多いのはB町です。治療を受けているのに健診時血圧が高い人の割合は、A町以外はどこも県平均よりも高いという結果でした。高血圧の治療を受けているのに血圧が高いのは何故なのでしょうか。このミステリーを地域の方にぶつけてみると、思い当たるように笑い出す人が多いです。「薬をもらっても真面目に飲んでいない」「毎日飲めとは言われなかった」等、先生とのつながりが少し希薄なように思います。また不思議なことに、高血圧者が少ないように見えたA町ですが、検診時、血圧が高いのに未治療の人の割合が一番高いのはA町でした。まだまだ治療の大切さが想像できます。

これらの不思議な問題点が健康課題といえるもので、この地域全体としてのまとめ課題は脳卒中、心筋梗塞で死亡する人が多いことです。

脳卒中で治療をしている人が多い。しかし高血圧で治療している人は少ない。すなわち、高血圧なのに治療していない人が多い。

これは、理解し難い現象のような感じがしますが、高血圧で治療を受けている人がもっと多くなれば、心筋梗塞や脳卒中で亡くなる人が減るはずです。

課題には保健所だけでなく市町村も住民も医療機関もそれぞれの立場を分担しながら、一緒に取り組まなければならないものです。

例えば、愛育委員としてはまず、この不思議な課題を勉強し、地域の人に声掛け、家庭訪問、高血圧予防の学習会企画などをしかけ、
○検診を受けてもらう。検診後の説明会には必ず出席してもらう。
○毎日血圧を測ろう。

○血圧の高い人は治療をきちんと受けましょう。
○運動習慣を身につけましょう。

等、健康づくりボランティアとして活動目標とする。

医師会側からは、薬の適正な飲み方の他、脳梗塞だと思ったら、できるだけ早く（できれば24時間以内）受診するようにという研修を行う。

そのような地域全体の取り組みをして、３年後、高血圧受診率が上がり脳卒中は下がっていきました。

地域全体が現状を知って、よく勉強をした結果として、「病院にも行っています、薬も飲んでいます」という声が多くなり、「おかしいと思ったら、早くに受診します」という人の数が増えました。

このように、課題を明らかにして問題を解決していくやり方は「課題解決型公衆衛生活動」といわれます。

また、課題の解決のために地域の住民全体を対象とした取り組みはポピュレーションアプローチといわれますが、集団全体として良い方向に傾いていきます。ただ、場合によっては、問題点のある(ハイリスクの)人だけを対象として関わるやり方もありますが、これはハイリスクアプローチと呼ばれます。リスクのある人を改善するには良い方法ですが、住民の多くが改善して、地域全体がレベルアップする効果はポピュレーションアプローチの方が高いです。毎年の地域健康度をグラフ化して見ていきますが、皆が少しずつ改善すると、平均曲線が目に見えて良い方向に移動していきます。

地域の健康状態が改善していくために最も大切なのは、住民の方に事実を知らせることだと、私は思っています。悪いことは言いたくないという風習が行政側にもありましたが、住民は何もかも知るべきで、それは権利ではないでしょうか。

保健所は地域保健法によってその存在と役目が位置づけられており、地域保健法の目的は「地域住民の健康の保持及び増進に寄与すること、その基本理念は地域の公衆衛生の向上と増進を図る」となっています。

ヘルス・フォー・オールのために、何でもしなければと、思います。

１９９３年、県の方針で身体の健康のための健康増進クリニックを開設してもよいことになりました。私は、「身体の」というだけでは飽き足らず、精神的ストレスによって引き起こされる様々な病気の予防のための心の健康増進クリニックを、県からは時期尚早と言われながら井笠保健所に１９９６年に開設しました。

初めは実験的に行いましたが、住民の皆さんの協力もあり、音楽による心のリラックス（脳波のα波が出るような様々な仕掛け）を体験してもらうことができ、クリニックとして位置づけることができました。

リラックスのためには、音楽の他、香りや色も有効であり、α波の増加は脳波計アルファータで測定できます。その他、自己判定による感情の変化（リラックス度）

を10項目のグラフで表していただきました。結果としては、好きな音楽を聴いたときに一番多くα波が出ることがわかりました。ゆったりした気分でお帰りいただくことができました。

次に、心と脳とは表裏一体のものであり、心を突き詰めれば脳に行き当たります。昨今次第に脳の作用や働きが解明されてきており、認知症の予防も兼ねて、県からは反対されましたが、脳の健康増進教室を様々な工夫をしながら開設しました。優秀なスタッフにも恵まれて、とても好評でした。

2000年は公衆衛生にとって住民にとって画期的な年となりました。厚生省が、世紀末のこの2000年に、来年度から迎える21世紀には国を挙げてもっともっと健康長寿国としようと「健康日本21」を全国で作成して運動を展開しようと言い出したのです。この事業を始めるという時、私は岡山県東部の勝英保健所(現・美作保健所勝英支所)の所長をしておりました。国からの通達が来たと県庁から全保健所に知らせがあり、やろうと思う保健所は手を挙げてと言われました。市町村を巻き込んでの計画づくりであります。やるかやらないかどうするかと、スタッフと協議しました。県の課長の言われた「とてもおいしい仕事ですよ」という言葉に惹かれたことも確かです。おいしいという表現は一体何だろうと不思議な気持ちではありましたが、今まで仕事をしようと計画する度、予算で苦しんできた私にとって、予算がきちんとつくのではないかと思わせるに充分でした。スタッフもやる気になって、私達保健所は県下で一番に手を挙げました。

やり方について相談している中で、健康長寿日本一と自慢している長野県から衛生部長さんをお呼びしてフォーラムをすることはすぐ決まりましたが、町村にどう協力してもらうかで悩みました。

栄養士氏が、「一番困るのは、町のスタッフです。町長さんが理解して、やると言ってくれれば、下は付いていけます。所長はまず、町長さんを説得して理解してもらってください」と意見をくれました。そうかと、私は各町を回って説明をし、さらに健康サミットを行うことにしました。サミットに参加するとなると町長さん方は自分の町の取り組みを他の町長さんの前で発表しなければならないので、自町の係から我が町の健康の取り組みを詳細に聞く場面が必要となります。町長さんと下のスタッフとの関係も、良好になります。また、他の町の取り組みに負けたくないという町長さんの誇りもあって、サミットは大成功をおさめ、健康勝英21には管内全体の町が参加してくれました。私は次の年、真庭の保健所長に転勤し、今度は真庭で21をやることになりましたが、真庭でも町村がよく協力してくれて、フォーラムとサミットを行いました。

サミットは、町の係の人が町長さんに要望もできるし、詳しい打ち合わせをきちんとしないといけないので、町の中の風通しが良くなる役目も果たしてくれました。ここでは「元気が素敵、健康真庭」というキャッチフレーズを皆で考えました。

中でも際立って良かったのは、春夏秋冬、あまりにもきれいな景色の真庭を見ていて思い付いたことですが、真庭の風景写真を集めて「色で綴る心の真庭」という写真集を作ったことです。町の素人写真家さん達から素敵な写真を貸していただいてできたものです。

この写真を募集するにあたって所内で打ち合わせをしている時、ある職員が、「町に文書を持っていかなければ頼みにくい。まず文書を作ろう」と尤もなことを言われたのですが、部長殿が「君は今まで町村とどんな仕事のやり方をしてきたのだ。このくらいのことを頼むのに文書なんているものか」ときっぱり言われた時に、町村との親密さに自信を持って仕事してきた人がいるのだと、頼もしく嬉しく思いました。それからはどんどん仕事が進み、サミットも成功しました。

私は次に岡山市保健所長に転勤し、また「健康市民岡山21」に取り組みました。色々なアイデアが出て、市民のための計画が出来あがりました。時期的に、奇しくも3か所の保健所の21運動（計画造り）に携われたことは、とても幸せなことでした。

健康は基本的人権（日本国憲法第25条に、すべて国民は、健康で文化的な最低限度の生活を営む権利があり、国はすべての生活部面について社会福祉、社会保障及び公衆衛生の向上及び増進に努めなければならないと規定されている）であり、公衆衛生はその人権を守るための公共的取り組みであり社会正義でなければなりません。その地域活動様式は二つあるとされています。科学的に地域の課題を引き出し、科学的に課題を解決する方法を探していく「課題解決型保健活動」（前述の）と、課題にこだわらず、住民と共に、どんな地域にしていったら良いかを考える「地域づくり型保健活動」です。この二者は両極端にあるように見えますが、私達の目指す保健活動はこの両者を限りなく近づいたものにしなければならないと思います。21運動をやってきて感じたことは、人々は自分の町のことをもっともっと知りたがっていることです。こちらから何も資料を出さずに「どんな町にしたいですか」とだけ言っていると町民は混乱してしまって、しまいには怒り出す人もいるようです。「どんな町がいいですか」と聞かれても、単なる夢物語のように感じられるのではないでしょうか?

　課題は科学的に、また情緒的に住民と共有しながら、ヘルスプロモーションの理念で地域づくりをしていくのが本来だと思います。これは私の個人的自己流の考えで、学問的に認められたものではありませんが、「課題共有型保健活動」と名付けてみました。住民中心というからには、このスタイルが一番良いのではないかと思っています。

　課題を見つける役目は行政が中心になることが多いけれど、解決する前に住民と課題を共有し、それから住民と共にどうすればよいかを話し合って解決の道を探していく方法です。

第4章

遠い昔のカルチャーショックは今も……

ここ最近、国会議員の外国集団視察がまるで観光旅行であったかのように取沙汰され報道されている。本来の視察の心構えや目的が果たせていない。このことから、本当に必要な目的が狭められてしまうとしたら残念なことである。視察とは本来他国のやり方を目で確かめ自国の方向と比較し、良いところを見習うという意味でぜひとも必要、かつとても有効な手段だと思っている。

平成元年9月から10月にかけて、私はヨーロッパの公衆衛生事情視察団に加えていただいた。公衆衛生関係の医師を中心とした20名ほどのメンバーで、熱心な人が多く、どこに行っても質問攻めにして中々大変だった。

私にとって、初めてヨーロッパ文化に触れた驚きと共に、日本人にも色々なタイプの人がいて、規格にはずれた人、型にはまり過ぎた人、自分勝手な人、うんざりするほどこだわる人、また、素晴らしい感性の人、友人になりたい人……こういう人達と生活を共にした経験は、人間の多様性、多面性が再確認できた貴重な思い出となった。

イギリス―ポルトガル―スペイン―フランス―スイス―ドイツ―デンマークの順で7か国を急ぎ足で回る旅行だったが、国が変わる度、国民性や街並みの違いを鮮やかに感じることができ、駆け足旅行が逆に良かった面もあった。

（あくまで30年以上も前のことなので、今現在とは随分様変わりしていることがあると思うが、変わっていないこともあるだろう）

1．イギリス

当時イギリスは空気も悪く、色々の面で病んでいると思っていた、勝手に。

でも、ロンドンの街は、素晴らしい美術建築の広大な展示場なのだろうか、まるで絵葉書の世界に入り込んでしまったようだと思った。

紀元前の城壁が街並みに溶け込み、各所に天を衝く尖塔のゴシック建築が無造作に配置されている様は、長い年月が建物の中に塗り込まれて現実を忘れさせてしまうほどだ。けれども現実のイギリス人はそんな古き物と同居し使いこなしている。建物は永遠、人はただ生きている間それを使わせてもらうだけ、建物を私有物とは考えていないそうである。

建物を末代まで残すという基本思想があるためか、ビルを壊している現場は見られず、その代わりに補修工事が多かった。

何故そうまで建物がきれいに保存されているのかという点は、いたるところで建物の外側に鉄枠を組んで本格的に外壁を修理している風景に出合って納得がいった。彫刻の部分をそのままの形で塗り直し、完璧な形に再現していた。あるビルでは中が廃墟のように傷んでいるのに、まず外側の形をつけてから中を修復するのだという。内側よりも外回りを完全に元通りにし、街全体としての一体感を壊さずそのままの形にして保存してゆこうとする壮大な思想は、過去に蓄えた大きな経済力に裏打ちされたもののように思えた。

日本でよく見られるようなビルの解体現場は街中ではついに一件も見かけなかった。景気の悪い時には、傷みがひどくても修理できない、しかし壊さないという長期的展望は私達には考えられないことである。日本では家は50年もてばよいと考えられている。古い物を保存するという気持ちが政治経済に結びついていない。

郊外に行くとビルは殆どなくなり、家屋は慎ましやかな庭付き一戸建て、またはズラッと横長のイギリス長屋風、どれもレンガ造りが主で屋根に煙が出ない煙突のあるのが「イギリス印」と見た。使わない煙突に蓋をしてまで「イギリス印」にこだわっている頑固さは笑えてしまう。ここでは定年退職後らしい老人がペンキ塗り、窓磨き、草花の手入れにいそしんでおり、外側をきれいに飾る習慣はここにもみられるのだなあと感心した。保障が行き届いていて、大したことを望まなければ生活の不安は全くないということであるが、どの家庭も経済的には裕福でなく、あまり盛り場で飲んで帰ったりはしないということであった。

ロンドン郊外から市内へ通勤してくる人の服装は一様に地味で暗色、しかしヨレっとはしていなく、シャーロックホームズのように山高帽をかぶり、ステッキならぬこうもり傘を片手に、細目のアタッシュケースをもう片手に持ったイギリス紳士が現実に何人も通るのを見て、ひとりでに笑えて吹き出しそうになった。女性もどういうものか地味で紺のスーツを着こなしている人が多かった。「紺のスーツなら私も」と思ったところで、現実とのギャップに、金髪、長身の素敵なスタイルのスーツ姿を憧れて見るだけにとどめた。この人たちの朝は早く、足早に、真面目に、目的地へ向かっている姿は勤勉な日本人によく似ていると思った。

何もかもが古びていて、それを大切に直し補充して使う。さらに磨き上げて次代に渡すというイギリス風の考え方は地味で堅実で、後退が多いだろうが、決してひるまず貫き通す頑固さには見習うべきところがある。

長い歴史の中に築かれた民主主義、その中で建物を大切にしている姿は、どこか日本と共通しているように思えた。

ところが、イーストエンド地区は貧困地区ということで、港のドックランズに近い所には平面的な安普請のビルが多かった。このあたりは、外壁に広告などをべたべた貼り、道路も汚れていて、地域的な差をまじまじと感じさせられた。こんな矛盾もあるのだ。

改良すべき色々な事情があるが、イギリスはもう古いなんて一言で言ってよいのだろうか？

○ロンドン病院

６００床の総合病院でロンドン大学の一部であり、病棟29、入院患者２万２千人、外来患者37万人、医師５００名、看護婦（師）１５００名と信じられないスタッフ数であった。平均在院は４日と非常に短いのでベッドの稼働率が良く医療費は削減になったが、これがサッチャー政権になってからということで、評判は悪かった。この病院への紹介はＧＰと呼ばれるホームドクターがする。患者は自分のＧＰを持っており無料でかかれるが、必要な時に病院へ紹介してもらうシステムである。救急以外は、入院するためには比較的長い待ち時間を要する。

医療技術の面で日本より進んでいるものは見られなかった。

患者を早く退院させるというのは、療養上のことよりむしろ政策として進めているようだった。この病院で特徴的なものはカルテ保存部である。保管義務は8年であるが、1890年からのカルテが全て残っていて、その数は100万以上だという。マイクロフィルム化する作業が進められており、4分の1ほど終わったが、保存は永久に行うという。このスタッフだけで55人もおり、この部分はコンピューター化されてもなお、保存の原則は捨てないということで確固たる誇りを感じた。

○保健所

ノースイーストテムズ地区を管轄するこの保健所には、それぞれがGPであるドクター2名が診療や予防活動をするとのことで、日本の保健所とは大分違う。地区住民の数もはっきり知らず統計的なことは全くしない。予防接種もGPの登録患者にするだけである。

食中毒や環境問題は保健所の仕事ではなく、住民の相談に応じて訪問や診療をする健康よろず相談所のような所だと感じた。

結核については「ない」という答えが返ってきた。「アジアの病気でしょう」と、あきれるほどの自信を持って答えた。

血液検査も肺癌健診もしない。従って、受診率を上げることと言って彼らに質問しても彼らには通じない。ここでの公衆衛生とは何なのかと改めて考えさせられた。行政が企画して住民にサービスするようなことはしない。ヘルプを求めた人は助けるが、こちらから先に手を差し延べないということで、救護施設の思想の域を出ていないようだ。尤も、要望が非常に多いため、待っているだけで出ていく余裕がないのかもしれない。イギリスでは医療費は全額国庫負担であり生活保護も行き届いているという し、相談したければ他の組織もある。このやり方でベストであると彼らは自信たっぷりに答えていた。間違っていると言い切れないのは、彼らと私達の、個人主義という面での国民性のあまりにも大きな差に気がついたからであった。

2. ポルトガル

重厚で威圧的なロンドンと打って変わって、中世そのままが残ったようなごちゃごちゃした古い街、リスボンに到着。リスボンは7つの丘からなっていて大通りを中心に両側の高い丘に向かって何本もの道が広がっている。下から見上げるとどの通りもはるかに上まで家がびっしり詰まって建てられている。白を基調とした石畳の道路に石造りの家が天に向かってつながっている、その景色は幻想的で心惹きつけられる。埃っぽい街ではあるが、名物にもなっている色とりどりの洗濯物が風に翻って白壁に映え、奇妙な美しさを醸し出し、どんな装飾物よりもぴったりしたアクセントとなっていた。丘に向かう道路はかなり狭いのだが、その通りにはお構いなしに自動車が駐車されていて、そのためさらに狭くなった道路を大型バスが実力行使で突き進む。突き出した街灯の先や建物の角などに少々当たっても戻したりはしない。また、戻る方法もないような街づくりではある。駐車中の車は「当ててもいいです」と貼り紙をしてあるかのようで、ざざざっという音がしようと通り抜けられることが第一なのだ。しかし実際にはこの街の道路を通り抜ける技術は並大抵のものではないと思われる。バスに乗ってはらはらしていた私達はあまりの離れ業に思わず拍手したことが何度もあった。

生活程度もヨーロッパの他国に比べ低いようで、給料が低いため優秀な人は他国に出てしまう。しかし物価は非常に安く、銀製品は日本の何分の一とかで安いという話だったが、「アパルトヘイトの南アフリカから銀を一番持ってきているのはこの国だから買わないぞ」という人がいて私もすぐ同調してしまった。

この国の死亡の第一の原因は何と交通事故、2位が心臓病、3位が悪性腫瘍ということであった。

○アルトゥールラバラ看護学院を訪問した。教育程度は他の国に決して劣らないが、ここの卒業生の多くが条件の良い外国の病院に就職するため看護婦（師）が不足している。ここで教育を受けていた男女学生はまことに愛くるしかった。

3. スペイン

マドリードは史跡であふれ、城壁で形づくられた街のそこここに由緒ある名の像や広場、美術館が次々と現れる。

通りの印象は明るく、人々は大声で話したりわめいたり、主張し合い、中々妥協しない。車をぶつけて言い合いをしている場面にはよく出合った。スペインには政党が多く乱立していることから見ても協調性に欠けるところがあるのだという説明を受けた。しかし本当にエネルギッシュな人が多い。東洋人の目から見ればポルトガルとスペインはよく似ているが、どちらかというとポルトガルは陰、スペインは陽という感じが付きまとった。太陽が照り付けると人々の心まで熱くしてしまうのだろうか？

この街も車は多く、全く自分勝手な運転をするように見えた。信号にはあまりこだわらない人達なので、反射神経と予測が非常に大切と言える。いくら青でも車がフルスピードで突っ込んでこないとは限らない。多くの事故を目の当たりにした。この国の死亡率は交通事故が第3位だそうだ。1位は心臓病、2位は悪性腫瘍ということであった。

スペイン人は派手好きなのか、新しい型のかっこいい車が多かったが手入れは決して良いとは言えず、あちこち剥げていても平気で、あまり直さない。ここの駐車の仕方がまた変わっていて、縦一列につけて駐車するのはいいが、車間距離は全く開けない。全くというのはオーバーではなく、マイナス１から２センチメートルというのもあった。それはつまり後ろの車の前が、前の車の後ろに食い込んで停めてあるということである。私がどうしてもわからないのは、出る時にどうやって出るのかということで、考えると眠れなくなってしまった。

○マドリード市役所・保健所

この国の保健衛生行政はまだほやほやである。

個人としての考え方が強いためか、予防医学も、開業医などの医療機関がそれぞれの立場で役割を果たしてきたようで、行政としての公衆衛生が必要だと言われて保健所が作られたのはやっと１９７９年のことだそうだ。マドリード市民５００万人に対して保健所は13、今はビルドの時代とのことで、日本のシステムに多くの関心を示された。健康増進施設や相談室・治療室・講堂など多くの内容と広大な敷地を持ったマドリード保健センターは、その理想を現実にしようとしているものであり、溜息の出るほど素晴らしい外観であった。

4．フランス

パリ。

しゃれたセンスと美にあふれた都、建物の造作はイギリスのように堅苦しいイメージではなく、華やかな観光客やパリジェンヌの背景にぴったりする。しかし、ルーブル美術館前に造られた怪しげなピラミッドやエッフェル塔に貼り付けられた「100年」の電光文字はけばけばしくて、建造物にマッチするとは言い難く現代フランス人の美的感覚を疑いたくなる。モンマルトルの丘には素敵ではないペンキ絵のようなものが並んでおり、欲しい物は見つからなかった。セーヌ河畔の落ち葉の上を散策したかったが、河畔はきれいに舗装されていた。シャンゼリゼ通りは私達のようなお上りさんであふれており風情はなかった。パリの美術品は遺産として極上の価値あるものだ。それに群がる観光客が多すぎて耐え切れなくなっているのだろうか。

とはいっても凱旋門から続く大通り、エッフェル塔の遠景はイメージを裏切らない壮大なものであった。

○ランジス市場

ランジス市場はパリ中心部から数分のところにあり、600haという広大な敷地を持つ世界的な卸売市場で、トラック日に3、000台、貨車日に120台が入り込み、殆どの食品がここを通過して売買されるそうだ。ここはパリの巨大な胃袋であると大変自慢していた。

○ロスチャイルド老人ホーム

この老人ホームはロスチャイルド財団の私的なものではあるが、半公共的位置付けを持ち医療施設と老人ホームを兼ねている。入所者は70歳以上で、国が認定した無料の人または自己負担のある人の両者である。食堂、バーが面会者入所者とも自由に使用できるそうで交流の場として活用されていた。入所者500人に対し職員340人、3交代24時間体制で看護に当たっている。外部、特に面会者との交流が頻繁であるのに驚いた。そのためか、訪れる人も住む人も表情がとても明るく見えた。

5. スイス

フランスのリヨン駅から新幹線でスイスのコルナヴァン駅に向かった。さすがに車内は何の放送もなく、しずしずと超スピードで走るすごい列車である。窓外にはどこまでも肥沃なフランスの田園風景が広がり、はるかな丘陵に消えて、また広がる。緑の大地、灰色の屋根、白い壁、レンガ造りの塀、古ぼけているけれど、どっしりした造りの家々。ここの一軒一軒の暮らしが、豊かで素朴な生活が、目の前をかすめ通っていく。実にいいなあと感じさせられる大絵巻である。

国境を越えて到着したジュネーブの町は信州の湖の町のような郷愁を感じさせる。小じんまりとしているが本物を感じさせ、どっしりとした街並み、その商店街の中のどの店にも本物が詰まっているように思えた。

○WHO本部

公衆衛生のメッカである。

当時の事務局長は、日本人の中嶋宏氏（1988～1998年）である。内部には日本庭園があり日本人が大切にされているように感じたが、それは日本が予算の11％もの負担をしていることとも関係がありそうだ。

当面力を入れていることは100万人を超えるといわれるエイズ対策である。禁煙については大きなキャンペーンをして取り組んでいる関係もあり、中心地でたばこを喫うわけにいかないため、喫煙者は屋上にエレベーターで上っては束の間煙を吸い込んでいる姿を見た。各階に置いてある立派な大理石の灰皿は装飾品と化していた。

6. ドイツ

○ハンブルク

この地は戦災を受けたためか歴史的建造物は少なく、多くは新しい感じのする中度の高さのビルが街を形づくっている。戦災をまぬがれた教会の尖塔などがそれでも各所に残って紛れ込んでいる。この街では私達日本人の心は奇妙に落ち着く。惹きつけるものが激しくはないからであろうか。

○ハンブルク州労働保健局

ドイツの保健行政は、積極的に市民の健康保持、青少年への環境づくり、病気慢性化の阻止、老人の生活事情の改善に取り組むことであり、個人に任せるのでなしに各州毎にネットワークづくりしながら、都市環境を変えることから始める方針であるそうだ。それには保健問題だけでなく労働条件や建設、交通計画、食料問題など広い範囲を取り扱わなければならないが、このために市民や産業界とも手を携えていきたいという。総論としては非常に賛成できる理想的で遠大な構想である。具体的にはこれから成果の上がることで、例えば互助会と呼ばれる民間団体を育てたり、ソーシャルステーションという老人ホームと病院の中間に位置する設備を新しく作ったりしている。個人や医師が出す健康レポートを基にした健康状態の把握分析の結果で各人に自覚を促し、健康問題に住民が参加できることを目的としている。

「自分の健康を守ること」を全く個人に任せきりにしていないということは、公衆衛生の原点とは何かと悩んだあげくやっと得た答えがこれだったのかと思わせるほど徹底している。

国が援助してグループ活動をさせていて、その活動は国や市を批判したり抗議を申し込んだりすることなのである。こういう矛盾はドイツ人にとって必要な矛盾なのだろうか。さすがにドイツ人は中途半端でない合理性を持っている。

健診はしていない。癌患者の登録はしている。

目標が膨大で漠然としているが、私達が目指さなければならない公衆衛生の姿と一致するものを感じた。

○ＫＩＳＳ（互助会援助システム本部・当時の記録のまま）

小は10人くらいから様々な目的の１０００以上のグループの登録を受け付け、活動資金を出したり活動方法のアドバイスをしたりして支援している。市に抗議を申し込むグループを市が育成している。矛盾を承知で、正しい道を追求するには多くの人の提言が必要と考えているからであろう。

7．デンマーク

コペンハーゲン市の人口は46万5千人で65歳以上の老人は25％。

医療、社会福祉は全て国の税金で賄い、老人は年金があるので不安は全く持っていないそうである。この地で問題にされているのは、老人医療がどうあるのが理想的かという点であった。人間として生活し続けるために、家で今までと同じ暮らしを持続できるように援助する。そのために今までの病院のあり方も多少変わってきており、老人のためのリハビリテーション専門病院ができている。訪問したのはこういった病院の一つで（デイアコニーセ・スティフテルセ老人医療センター・当時の記録のまま）、ベッド数168、患者年間1000人、平均年齢80歳、平均在院日数75日、回復して社会に再び帰ることが目的である。在宅福祉が充実していて、95歳以上でないと老人ホームには入れないのでホームヘルパーなどの助けを借りて在宅で過ごす。今までは費用は無料であったが、最近一部を有料にしている。病院では廊下が交流の場で、広い廊下にそれぞれ自分のコーナーを作り手作業をしたり訪問者と雑談したり、果ては音楽の演奏をしたり絵を描いたり好きなことをしていた。見学者が多いためか私達の質問にも友好的に接してくれた。自分の国の政策に満足している風であった。

8. 終わりに

各国の事情を顧みて、国民性が政策にも行政担当者にも表れていることが当然とはいえ不思議であった。国によって「自分の健康は自分で守る」という標語の解釈の何と違うことか。イギリス人は言葉通りに個人の自由と結びつけて単純に解釈している。

助けを求めることを権利として当然のように認めることのできる彼らだからこそ可能なのだと思った。

保存・保守にかけては超一流、素晴らしい蓄積ではあるが、「これでいいのだ」と思い過ぎてはいないか。

ドイツは全く違っている。助けの声を黙って待っていたりはしない。どのようなサービスを提供できるか多くのプログラムを考えている。国民の意識を変え、声を聴こうと試行錯誤している。

デンマークはさすが福祉の先進国だ。国民が信頼と安心を持って生活していることが素晴らしい。

保健所問題で、何をすべきかと悩んでいる私達に多くのカルチャーショック、多くの示唆を与えてくれた。

遠い昔のことではあるが、公衆衛生に対する考え方は今でも新鮮である。あれから、彼らも私達も、どのように進化していることだろう。

第5章

愛する人へ

1　純愛は真実の愛を妨げる

どうして人が人を好きになるのか、その答えはとても難しい。

両親ともカトリック教徒であり、幼い頃に幼児洗礼を受けていた私は、東京都杉並区の家の近くのカトリック教会に入り浸っていた。何をして遊んだのかは覚えていないが、マドレ（尼僧）達がとてもかわいがってくださって、ドイツ語、スペイン語、英語、あと何語かは忘れたが、入れ替わり立ち替わりお祈りを教えて暗記させ、発音がいいとか褒められて、ただ毎日が楽しかったのを覚えている。

当時、母親から「神様はいつもあなたを見ていらっしゃるのよ。どこで何をしていてもその行いはわかってしまうの。だからきちんと正しい行いをして、嘘をついてはいけませんよ」とよく言い聞かされていた。

家庭の事情で、小学校入学の頃、長野県千曲市に引っ越した。近くに教会はなかったので家の中で毎朝お祈りをするくらいしかできなかったが、見えないと思ってもいつも神様に見られているという言葉は強烈で心の中にずっと残っていた。田舎に引っ越して友達も殆どいなかったので、家の中に閉じこもってよく本を読んでいた。本好きの父のおかげで本だけは充分にあった。父の本棚から難しそうな本でも何でも選びとり、次から次へと読んでいた。勿論恋愛小説のようなものもあっただろう。与謝野晶子、伊藤左千夫、アンドレ・ジイド、倉田百三など、わけがわからないなりに読んでいた。

高校生になった時、クラスで、男女交際はいいか悪いかの話し合いがあった。皆あいまいなことしか言わないのに、私は「高校生は勉強第一、男女交際なんてとんでもない、絶対ダメ」というような意見を強く言った覚えがある。そう強く思ったのは、親から躾けられた貞操観念というか、キリスト教の教えというのかわからないが、自分に何かを課していたのに違いない。そのくせ当時好きな男子に憧れている自分もあった。

そんな私は適当に学びよく遊んで表面上は真面目な高校生活を送り、大学生（信州大学医学部生）になった。大学は長野県松本市にあり、松本に住んでいる祖父母の家に居候した。

大学に入ってびっくりしたのは、熱が出て事務局に休みを届けようとしたら、別に届ける必要ないと言われたことだ。何と自由な所か！　出席するも欠席するも個人に任されていることを知った。多分これが自立した大人の自己責任なのだろうなと思った。

面白くない授業は時々さぼって、よく映画を見に行った。高校時代から好きだった軟式テニス部に入り、部活動は一番の楽しみだった。ポーンと打つ時の響きが何とも快かった。

そんな健全な普通の学生生活をしていた私は、同級生のNさんのことがいつの間にか気になり出した。会うとドキッとし、彼には気やすく話しかけることができないバリアーのようなものを感じて、目が合うと胸が締め付けられた。少し前から素敵な感じの人だなと好ましく思っていたが、これ以上好きになってはいけないと心に鍵をかけ、彼の欠点を探して嫌いになろうと努力した。お話ししようとかお友達になりたいとかいう気持ちは全くなく、授業後に付き合うグループも全く別だった。彼は、よく勉強する真面目なグループではなく、麻雀などをよくする仲間と仲良くしているように見えた。彼が女性と付き合っているかどうかは全くわからなかった（女性と付き合っていることを自慢したり、彼女との話をあからさまに話したり、果ては次々相手を変えたりする男子の姿はあまり心地よいものではなかった）。彼はむやみにそのようなことを口にしないので、何とはない清潔感を感じていた。通学途中のバスの中や授業時間に顔を合わせる時は、胸の高鳴りを抑えて何ともないふりをしながらその場をやり過ごした。このどうしようもない感情を彼に知られるのは恥ずかしく、また申し訳なくて、悟られないように内面にしまい込んで心の中だけの想い人として、これ以上の心の発展を防ごうとした。

私が恋した彼、Ｎさんは男らしく明るく魅力的だった。私は軟式庭球部、彼は硬式庭球部で、同じ時間帯に部活動が行われる。４面あるコートはお互いに分け合って使う取り決めになっていた。ある時こちらのコートに飛んできた硬式テニスのボールを私は蹴り返してしまった。

普通なら拾って手で投げ返すのがマナーである。試合中だったとはいえ、私のずさんな性格が露わになってしまった。一瞬彼の目が光った感じがし、私のことを「嫌なやつめ」と思ったに違いないと確信した。私の恋はこれで終わったと落ち込んだが、彼がそれを気にしている様子は全くなかった。私は益々彼に魅かれるばかりだった。

コートで彼が球を打ち返す姿、サービスの球を打ち上げる姿など、何もかも格好良くてこっそり見惚れていた。こんな彼への片想いを心に閉じ込めたまま何年間も続けてしまった。

これが青春とすれば、勉強に熱中でもすれば良いのに、中途半端な私は心の中で随分寂しく苦しい想いをしていた。表面上は明るくふるまっていながら、届かない想いを一人で抱えて、このまま私の青春時代は終わるのだと覚悟した。

テニスだけは時間の許す限り仲間とよくやっていた。学部最後の夏、東日本医学部体育大会が千葉県で行われた。そう上手とはいえない私が、ペアのK嬢の素晴らしいスマッシュのおかげで何と、優勝してしまった。予想もしていなかったことでテニス部員仲間は皆びっくりした。信州大学のテニス部で優勝候補とされるほど強い女子ペアがいて、彼女らが2位になってしまったからである。2位までのペアが招待されて東西対抗全国医学部体育大会が岡山県で開かれることになっていた。信州大学からは男子1ペア、女子2ペアがそこに参加できることになった。

岡山はNさんの郷里である。彼は硬式テニス部なのだが、岡山なら帰郷がてら自分も同行するよと言って付いてきてくれることになった。

岡山の彼の実家にメンバー皆を泊めてくれたり、瀬戸内海を案内してくれたりした。その全国大会で、私達ペアは西日本代表の香川県のペアに負け、惜しくも全国2位となった。

彼を好きで好きでたまらないくせに話しかけることもできなかった私に彼は、「よかったねー。よく頑張ったね」とねぎらってくれた。

そして、「僕は君のことが好きだ、だから岡山まで付いてきてしまった」と私の思いもよらない言葉を発した。

そんなことから、私は彼と自然に話ができ、付き合うようになった。

奇跡のような偶然から始まった二人の交際はクラスの皆には殆どばれなかった。二人ともそういう話題を好まなかったし、人に色々取沙汰されるのが嫌な性格だったからである。付き合い出してから、今まで閉じ込めていた私の想いは解き放たれて彼に向かって吐き出されてしまった。彼は私の心の中の想いをじっと聞いてくれた。喫茶店やハイキングに出かけて、話しても話しても話し切れず毎日のように手紙を取り交わした。

子供の頃から私は独身主義的な考え方をしていて、恋などすまいと決めていた。というか、自分に自信がなくて恋人というものができるとは考えられなかった。ましてや、結婚というものが不潔に思えて、純愛のみが愛であると思っていた。両親も何故か私の、独身で自立して生きるという生き方をごく自然に応援しているように私には思えた。そんな私が、Nさんを好きになってしまった。片想いと思っていたものが、相手から同じ気持ちだと言われた時、これ以上ない幸せの中にいる反面、これからの自分がどうすれば良いのか全くわからなくなった。彼を心の底で思い続ける人と位置付け、心をガードしてしまっていた。それは清く純粋で透明で打算がなく、相手に何も求めないまさしく純愛であった。付き合い出したからといって、彼の本当の気持ちがすぐにわかるわけでもなく、自分の一方的な「好きだ、愛している」という気持ちだけで進むしかなかった。

しかし、彼の言葉、彼の態度、彼の声、振る舞い、そして手紙で本当に私を好きと思ってくれていることが次第にはっきりわかってきて、嬉しくてありがたくて、涙が出た。しかし、単純には喜べなかった。一人で苦しんでいた時間が長かったからかもしれない。「してはいけない、するまい」としていた恋をしてしまった自分を責めていたからかもしれない。

今まで彼の人間性のことは知らなかったし、考えてもみなかった。「こんな人だろうなー」と想像はしていたけれど、付き合いを進めるほど彼の深みがわかってきて以前よりももっと強く好きになっていってしまった。私は彼を恋し、そして愛してしまった。

私には恋愛に対する漠然とした罪悪感があった。学生は勉強が第一、恋などしている暇はないという父の考えが頭を離れなかったからである。それなのに彼への想いは憧れと胸の痛みだけでなく、人間的魅力、考え方、その根底にあるもの、幅の広い人間性、思いやりのある考え方、内面的なものにとても魅かれ傾倒していった。一緒にいるとぴったりとした落ち着きを感じる。楽しいというわけではないが、自分がここにいても良いのだという気分、いつまでも話していたい気分などから、初めて私の心をわかってくれる人に出会ったと思った。愛していると、はっきり感じた。人生の中であり得ないと思われるほどの幸せの中にいる充実感、Nさんがこの世の中にいるということが大きな意味を持ち、不思議で感謝の気持ちでいっぱいになった。

しかし、1月から始まる卒業試験のために二人とも猛勉強をしなければならなかった。私が浮かれた態度をしていれば親は悲しみ嘆かわしく思うだろう。なので親には「好きになった人がいる」と言っただけで、それ以上の気持ちは言えなかった。親は「学生の身で恋愛するなんて許さない」と常々言っていた。彼に対する気持ちは心の中の真実であり恥ずかしいものではないと私は思っているが、親は男の人を好きになるという背信行為に腹立っているようだった。

母に少しでも彼とのことを話そうとすると「允子ちゃん、貴女は結婚はしない、独身でいるって言っていたじゃない」と言って涙ぐんでしまうので話はできなかった。

試験が終わるまでの短い期間にはお互いに中々自由に会うことができないので、遠慮しつつ手紙を書いて多くのことを語り合った。彼は、父親が岡山で開業医をしており、卒業したら必ず岡山大学に帰ってインターンをすることと以前から固く約束させられていた。父親が病気がちで心配なこともあった。卒業してしばらくは会えなくなることを考える時、二人にはやり場のない苦しみがのしかかってきた。

暇を見つけて彼と一緒にあちこちに行ったが、手をつないだこともなかった。私には手をつなぎたいという欲求もなかった。並んで歩いていれば幸せだった。しかし彼はもっと行動に移して前に進んだ付き合いをしたいと時々口に出した。私には何のことかわからなかった。私は彼といる透明な澄んだ空気が好きだった。そして、私の望みはただ一つ、彼が岡山大学に帰らないで信州大学に残ってくれればどんなにいいだろうということだけだった。だけど、それを頼んだことはない。とても頼めない。

彼は「本当にこんなに好きになった人はいない。貴女にどんどん強く魅かれていき、純粋な気持ちで心の底から信じて付き合っていきたい。もしもこの状態が断ち切られたらとても平常心ではいられない。この気持ちを大切にして一生を共にしていく人は貴女しかいない。だから、結婚したい。貴女との結婚を僕は真剣に考えている」と打ち明けた。

彼から結婚しようと言われたのに、私は「貴方を心から愛している。そして、私は人生において愛が全てだと思っている。けれど、結婚をしたいと思ったことはない、愛は純粋で透明で邪念のないもの、本当に美しいものだと思う、貴方のためなら何でもしようと思うほど強く愛しているからこそ、結婚をしたいとは思わない」と返事をしてしまった。

結婚は純粋な恋を汚してしまうような気がして好きではないと。

こんなことを言ってしまって彼が傷付き、怒って離れていってしまうのではないかと懸念した。が、彼は「クリスチャンである貴女の想っていることは僕も理解できる。だけど、人間は本当に深く愛すれば自然に身体を寄せ合ってもっとそばに近づきたいと思うのは普通のことではないのか」と言って、結婚したくないという私を優しく説得した。私の彼への愛は変わらず益々好きになっていくばかりだったが、結婚ということを考えると恐ろしくてその先へ進むことができなかった。彼はそんな私を理解し、貴女がきっと今より変わって、結婚してもいいと言ってくれる時が来ると思う、それまで僕は待っている、貴女より以上に好きになれる人はいないと思うし、これからも現れないと思う、それほど貴女を愛しているから、いつまでも待っているよ、と言った。

卒業式が終わり彼が遠い岡山へ帰省する日が迫ってきた。そんなある日、私達は青木湖まで遠出して湖のほとりに並んで寝そべって、きれいな月と星を見上げた。これからじきに来る別れの日を考えると私は憂鬱になったり悲しくなったりで涙をこらえるのに必死だった。

彼は真面目な顔をして、キスしていいかと聞いてきた。私はびっくりしてやめようと言って起き上がってしまった。

一緒にいていつまでも話をしていたいのは僕も同じだ。しかし二人で歩いている時、貴女を抱きしめたい感情が湧いてくるのは止めようがなかった、ただ、肉体的なことはいけないと抑制の気持ちが強く働いて、内面的にすごく葛藤していた。そのあと寝転んで隣にいる貴女にキスしてもいいかと聞いたら、貴女は否という、だから僕もそれに従った。悲しいけれどむしろ、筋の通っている貴女の気持ちが嬉しいとも思った。――そう言って、あくまでも彼は私の気持ちを大切にしてくれた。

私には、精神的な愛しか信じられない、肉体的なことは何か汚くて、不潔に思えるとずっと思ってきた。でも、本当にそうなのだろうか？

別れを前にして私は、こんなに別れるのが辛いなら、結婚することを考えなければならないのかとも思った。しかし両親に、そんなことを言い出すことはできなかった。家で母と祖母が、「これで別れれば忘れることができるから、黙って見守ろう」というようなことをしゃべっているのを聞いてしまった。

いよいよ、別れる日が来た。月に一度は会おうねとか、手紙は必ず出してねとか、次に会う日は何日ねとか、色々役にも立たないことを決めて、長野県の松本駅に送りに行ったが、辛くてかなわず、最後まで見送ることはとてもできなかった。ちゃんとしなければ、と自分を励ますのだが、涙は止まらず一晩中泣いていた。

彼からはよく手紙が来た。新しい仲間たちと仲良くやれそうだと、これからの生活にも希望を持ってやっているようだった。

今まであまり勉強をしなかった分バリバリと努力して学んでいる様子は、まるで私にも元気出せ、しっかりしろと言われているような気がした。

それからも何度か彼と会う度嬉しい反面別れの辛さ、別れた後の虚しさに耐えられなくなってきた。どうしてこんなに苦しいのかわからなかった。この苦しさを彼に告げると、お互いに好きで離れられない気持ちなのに、貴女は全てを振り切ってどうして僕の胸に飛び込んできてくれないのかと、難しいことを言う。

「貴女は独身主義のようなことを言うけれど、僕は将来必ず誰かと結婚して家庭を持とうと単純に思っていた。それが人間として当たり前のことだし、医者として責任を持った仕事をしていくためにも家族があって落ち着き、子孫を育てていくのが当たり前と思っていた。

でも、本当にそうなのか？

貴女とのことを考えると、そんなことはどうでもいい。

今ここに、貴女がいるから結婚がある。

君の全てが好きだから、好きになり過ぎたから、離れていたくないから、どうしても君と結婚したい。

君は、愛する状態それのみと言って、結婚を避けたがるけれど、君の中にある「結婚はいやらしいものではないのか」という気持ちが大きな障害になっていると僕は思う。本当に好きになればその人の全てを所有したい、自分のものとしたいと思うのは当たり前ではないだろうか。

人間は、精神のみであると、貴女は思っている。精神的なことのみが果たしてピュアなのか？　接吻を至高なものとして僕は憧れる。愛していれば自分の全てを与えようとする。全く自然でいやらしくも何ともない。いやらしいとする方がおかしい。このために結婚できないというのはエゴではないのか？　いやらしい云々は愛情の力で消え去らせることができると思う。

それ以上に、今のように離れて苦しんでいることの方が不自然だ。

離れていなくてもいい方法は結婚しかない。結婚する本当の理由は離れていなくてもいいということなのではないのか」

純愛とは、こんなに苦しいものなのだろうか。真実の愛を受け入れようとしないから苦しいのではないだろうか。

彼の言葉、彼の行動は、純愛だけが全てとしていた私の心だけでなく、汚らわしいと思っていた肉体に対する考え方まで変えさせた。

愛が一番大切で、また自分の本能が一番大切だと信じてきた私は、純粋な愛ということに縛られ過ぎて、真実の愛を理解しようとしていなかった。自分勝手でわがままだったことを、今更ながら反省した。

愛しているのに離れていなければならない苦しさは結婚への恐れを氷解させ、彼と結婚したい、結婚しようと、私は心から望むことができた。

2　恋は突然、愛は永遠

「晴れの国」と呼ばれる岡山は、雨が少なく晴天の日が多い地域である。信州育ちの私から見れば高温多湿な岡山の気候は性に合わず、からっとした信州の空気が懐かしい。その日も一点の曇りもない秋晴れの日曜日であった。久しぶりに買い物に出かけようと、玄関ドアに手をかけた瞬間、電話が鳴った。急いで出かけなければならないほどの用事があったわけではないので靴を脱いで電話を取った。

何とそれは、忘れ得ぬ人からの電話であった。私は一瞬、絶句した。数十年ぶりに聞いた彼の声は私を遠い昔へ連れていった。

彼、A君は、幼い私の心を捕らえた中学時代の同級生である。

あり得ないことだ。まさか。どうしよう。

何事だろう。A君から電話なんて?!

そして、やっとのことで、

「しばらく……

初めて聞く声だよ……一度も話したことないし。

私、A君には嫌われていると思っていた」と言った。

それに対して、A君の口から出た言葉は、遠い昔の50年も前の私への思慕の告白であった。想像もしなかった言葉に私は仰天し、何とかごまかして取り繕うしかなかった。彼は、同級生から私のメールアドレスや電話番号の入った名簿を最近手にしたそうだ。そして、私にメールをしたけれど、アドレスを打ち間違えていて届かなかったので、仕方なく勇気を出して電話したという。偶然貴女が電話に出てくれてよかった。ご家族の誰かが出たら、あきらめるしかないと思っていた。でも、貴女とこうして話ができて、とてもラッキーだった。そして最後に彼は、時々メールしてもよいかと聞いてきた。

信州のほぼ中央、松本盆地にある中学校で私達は学んだ、というより思い切り遊んだ。校庭の南側遠方には高くそびえるアルプスの山々が連なり、毎日私達を見守ってくれていた。桜の咲く春の時期にも、山頂には真っ白な雪が残っているほど寒い地域だ。放課後、私達はすぐには帰らず校庭で遊ぶことが多かった。勿論、男子と女子は別々のグループであるが。

そんなある日、私は恋に陥った。

いや、違う。

ただ、少しばかり大人びていて、わんぱくで、勉強のよくできる男の子、A君に突然心を奪われ、胸に鋭い矢が放たれたような痛みを感じただけだ。

しかし、この理解できない心の現象は一体何なのだ。

生まれて初めてのこの異常な感情を私は持て余した。

誰にも相談できずに、悪いことをした子供のように神に許しを求めた。

彼とは中学時代にもそれ以後にも、直接口をきいたことはなかった。

その不思議な感情は多分「初恋」というものだったのかと、大分後になって気づいた。初恋の何たるかを知りたくて、高校時代にツルゲーネフの『初恋』を読んだ。湖のほとりの別荘に住む16歳のウラジーミルは隣家の少女ジナイーダに淡い恋心を抱くが、実を結ばなかった。ジナイーダは彼の父と秘かに不義を働いていて、その恋は自己犠牲を伴ったものだった。彼は裏切られても最後まで彼女を恋し苦しんだ。

恋とは自己犠牲を伴うものだろうか？

そういえば、アンドレ・ジイド作『狭き門』の中にも主人公ジェロームの恋を受け入れない従姉アリサのことが描かれている。アリサは彼を愛しながらも、同じく彼を愛している妹のために身を引き、自己犠牲による徳の追求を自らに課して、地上ではなく天上での幸福を願っていた。そうまでして狭き門をくぐり天上にたどり着きたいのだろうか？

私の初恋は苦しかったけれど、決して自己犠牲ではなかった。成長の過程で心に何かを植え付けて終わった。

中学卒業の少し前、信州の中心部である松本平から、北信州、千曲川流域の田園地帯、善光寺平の一角（長野県千曲市）に引っ越した。母の実家である。田畑の仕事や病弱な母の家事の手伝いをしながら地元の高校に進学した。A君から一度だけ年賀状が来た。私も何気ない内容で年賀状を返信したが、次の年はもう来なかった。雪の積もる冬に自転車で数キロもの道を走って通学するのは大変だった。転んでは起き、転んでは起きして渡る千曲川の鉄橋の上は風が吹き荒れ冷たかった。働き学び、かつ遊ぶ高校生活を終えて念願の信州大学医学部生になり、大学のある長野県松本市に再び住むことになった。中学時代の友人は都会の大学に進んだ人が多く、交友関係は全く新しくなった。

私は大人になった。

勉強も部活動も、映画鑑賞も音楽活動も自由にできる大学生活は楽しかった。

子供の頃からずっと独身主義と決めていた私なのに、またも激しい恋に心を奪われてしまった。相手は後に夫となるNさんである。胸に突き刺さった矢は鋭くて何度も焼けるように心を締め付けた。かつて体験したあの不思議な感情とよく似ていた。どうしてまた苦しまなければならないのだろうと、私は自分の心を恨んだ。

恋は何の前触れもなく突然訪れ、勝手で気ままである。恋した相手をお互いに思いやってその気持ちが成長する時、恋は愛に変わるのだと思った。恋と愛とは明らかに違うものだ。

私はNさんに恋をし、そして愛した。A君に確かに恋したが、愛には発展しなかった。

Nさんは読書が趣味で知識が豊富だった。

ツルゲーネフの「恋と自己犠牲」の話をしたら、島崎藤村の詩集『若菜集』を見せてくれた。

初恋

まだあげ初《そ》めし前髪《まへがみ》の
林檎のもとに見えしとき
前にさしたる花櫛《はなぐし》の
花ある君と思ひけり

やさしく白き手をのべて
林檎をわれにあたへしは
薄紅《うすくれなゐ》の秋の実《み》に
人こひ初《そ》めしはじめなり

……

初恋は林檎の味のする素敵なものなのかと、私は心洗われるすがすがしい気分になっ

た。（「初恋」、『若菜集』より、島崎藤村詩集、集英社）

Nさんと二人で馬籠の藤村記念館を訪れた。林檎の木は花が満開でまだ実をつける時期ではなかったが、甘い香りが漂っていた。

愛を深め確かめ合い私とNさんは結婚し、Nさんの実家のある岡山に移り住んだ。彼は誰をも大切にする誠実な人だった。私達は幸せな結婚生活を送り、仕事も充実していた。

A君が突然電話してきて、昔私を好きだったと告白してきたのはそんな時期である。夫は私の初恋のことは知っていた。電話の話をすると別段気にする風もなく、メールはすればいいよと言った。

「その代わり僕にメールの内容などいちいち言わないでね」と言った。

不思議な人だ。私なら逆に、見せてねと言うかもしれないのに、いやきっと言っている。

夫は、私の過去も含めて全てを信じ、愛してくれたのだろうか？

しかしA君のメールは
今更ながら私の心を深く揺さぶった。

――当時は我が思いとは正反対の言動しか取れませんでした。貴女とは話もできなかったのに、あれから50年も経ってしまった今、人生の終わり近くになって思いもかけず貴女の声が聞けたとは……
貴女の允子（ミツコ）なる漢字が珍しく、ムルコムルコと声に出しながら家で一人で書き散らしていたものでした――。

A君のその言葉が今届いても、真実であったにしても、あまりにも遅すぎるよ。ただ、その時には恋は多分、存在したのだろう。
行き違った心を私はこう返信した。

——人生はかくもはかないものです。

私にとって貴方はいわば初恋の人。貴方とは話をしたことがなかったし、うぶな私は男の人を好きになっていく自分が恐かったのです——

——そうだったのですか？　それがわかっていたら、あれほど幼く弱虫でなかったら、力ずくでも貴女を……でも、それが叶わなかったが故に、貴女への思慕と想い出とは、今も尚、リューネブルガーハイデに咲き満ちるエリカの如く、ピンク色のままで色褪《いろあ》せておらぬのでしょうね。貴女は私の中で今も当時のままで変わっていません。貴女とこうしてお話しできる喜びを歌にしました。上手くはありませんが、和歌は趣味でよく詠みます。

○吾はもや　声を聞きたり　吾妹子の
　　声を聞きたり　盃挙げむ

○幼きは　幼きどちの　あじきなさ

慕う想いを　言挙げもせず――

う、うまいなあ！　彼の心が私の胸に訴えて響いてくる！

こんな想いを告げられて私の心は一瞬大いに戸惑った。彼は確かに私に対して当時こういう想いを持ったこともあるのだろう。しかし、今となっては、どこまで本心なのか、何故私にこんなことを今更打ち明けるのかわからなかった。多分、夫なら絶対に取らない行動である。私は家族を大切にねという当たり前のわかり切ったメールを送った。

――人生は本当に不思議ですね。生きているうちに、もしかしたら、が確認できたことは素晴らしいことと思います。貴方のおかげでつまらない私も少しは輝けたのかな、一瞬。

私は貴方に対する感情と想い出を全て、粉々にして空に捨ててまき散らしてしまったから、もうピースが揃いません。

私は人生で2度目の片想いをした人と何故か結ばれ、普通に幸せに生きてきました。私が生きてこられたのは多分に家族の愛のおかげです。貴方にとっても多くは奥様の愛のおかげではないのですか？

貴方とは、お互いの家族があっての心の中の宇宙に行きかう心（親）友となりたいというのが今の私の希望です――。

――貴女のおっしゃる通りです。そのようにあるべきです。貴女とのことは人生において取返しのつかぬ、悲しい、しかし甘酸っぱくて美しい思い出として心に残ります。

それにしても、貴女はかわいらしかった――。


中学生の私はA君に恋をした。初恋は私にとっては藤村の詩にあるように甘酸っぱく美しいものでは全くなかった。一方的であったと思っていた私の初恋は苦しく秘かに終わったが、彼も私に恋してくれていたとは。

恋すること、愛すること、人との交流を、限りなく清潔で上品な詩と文章で教えてくれた『若菜集』を何度も読んだ。

藤村が次に移り住んだのは小諸だと知った。信州の実家の近くを流れる千曲川の上流に小諸がある。夫と一緒によく小諸城址・懐古園に遊びに行った。

ある日、河川敷で風流な体《てい》の老人が、自作の笹笛で千曲川旅情の歌を吹いていた。そばに座って聞きほれた。何とも言えぬ哀愁が漂い、心にしみわたった。歌は何故か小さい時から知っていた。多分学校で習ったのだろう。

小諸なる古城のほとり
雲白く遊子《ゆうし》悲しむ
緑なす蘩蔞《はこべ》は萌えず
若草も藉《し》くによしなし
……

（「小諸なる古城のほとり」、『落梅集』より　島崎藤村詩集、集英社）

何故か、人間としてのこれからの自分の生き方をしみじみと考えさせられた。

3　うつくしき四月の君はもういない

本当に本の好きな人だった。いつも新聞の読書欄には必ず目を通し気に入った本をメモしていた。本屋に行くのが大好きで時々一緒に行くと、私とは全く違うコーナーで好きな本を探し、私の分も何も言わずに一緒に購入してくれた。

「ただいま」と勤務先から帰った時、週に一度は両手に抱え切れぬほどの本を、袋いっぱいに詰めて持ち帰るのが常であった。

これだけの本をどうするの？　どこに置くの？　と私はよく小言を言ったが、「飲みに行くわけでもないし僕の一番の趣味は本なんだ。これくらい許してくれ」と取り合わなかった。だから家中本だらけで、あちこちに積み上げるしかなかった。私は本棚を買った。本が増えるとまた買った。それでも収まり切れず結局、古そうなものから箱に詰めて物置に入れることにした。

ある時、もっと薄い文庫本を買えばいいじゃないと言ったら、「出たばかりの本はハードカバーが殆どなんだ。僕は早く読みたいから文庫本になるのを待っているわけにはいかない」と言って、相変らず習慣は変わることがなかった。好きな本のジャンルは決まっていないが、私のように小説とか物語という分野ではなく、医学書は勿論であるがそれ以外に社会的なもの、ドキュメンタリー的なものが好きだった。

特に好きな作家は、司馬遼太郎、塩野七生、五木寛之などで、殆ど手に入れていた。

私と子供達が色々な事件や歴史問題等について議論していると、黙って姿を消し、「そのことは、この本にはこう書いてあるよ」とか言って、積み上げた本の中から該当する本を持ってきて解説することがよくあり、本に囲まれていたいという気持ちが伝わってきた。

あんなごちゃごちゃ重ねている本の山の中からよく探せるものだ、と感心した。本から得た知識はいつも家族に伝えていたし、生き方も本から学ぶことが多かったように思える。そのためか、人間性にあふれていて、常識というものが半端なく普通で、いつも普通を目指せと言っていた。
そういえば私の父も本を読むのが好きで、こたつに入ってよく本を読んでいた。彬さんとこたつ（本）というあだ名が付いていたことを思い出した。父（彬）は、「人間が経験できることは限られている。だから本を読まなきゃいけないよ。本を読むと、体験できないことをいっぱい教えてもらえる」といつも言っていた。父と彼とはよく気が合って、会えばいつも色々な話をしていた。こんなに気が合うなら、もっと早く私達の交際を認めて送り出してくれれば良かったのにと、時に、父のことを恨めしく思い出す。

彼は私と大学の同級生で、私が心から魅かれた人であった。私の幼い恋心のせいで、精神的愛（プラトニック）しか信じられない私を根気強く待ってくれた。私が当時読んでいた本は、堀辰雄の『風立ちぬ』であった。愛し合いながら病を得て八ヶ岳山麓のサナトリウムに入院しなければならなくなった節子、そして彼女にずっと付き添いながら抱きしめることもできない長い愛の日々を、そして、彼女の死を受け入れて、「風立ちぬ、いざ生きめやも」と、折れた心で立ち上がろうとする主人公の物語を、究極の愛の物語と受け止めてしまっていた。

アンドレ・ジイドの『狭き門』も私を感動させた。アリサは本当に愛することは自分を犠牲にすることと信じていて、幻想のような愛の中にいたのだ。

彼はこのような私の傾向を、狭すぎる考えだ、現実を見つめてもっと他の本も読むようにと、彼の好きな親鸞の『歎異抄』や道元の『正法眼蔵』などの仏教関係の本を勧めた。

彼は卒業と同時に故郷に帰らなければならない親との約束があり、私達は遠距離恋愛を続けるしかなかった。遠く離れている時間が長引くほど絆は強くなった。しかし、愛する気持ちと、会えない辛さから、もう別れたほうがいいのではと思う苦しみが交互にやってきて、私の辛さは極限に達した。

彼は、二人の愛は現実的でない、精神だけが美しいのか、肉体はどうして汚らわしいのか？　本当はもっと傷つけ合っても泥にまみれても奪っても良いものだと思うと、私の純愛に対する考えを否定し続けた。彼がどうあっても結婚するという気持ちを、結婚したくない私に、ずっと変わらず与え続けてくれたことで、私は肉体への恐怖を克服できた。

やっと婚約が決まりかけた頃、彼が永井荷風訳のギュスタアヴ・カンの詩（珊瑚集、岩波文庫）を送ってくれた。

「四月」

あゝ花開くうつくしき四月よ。
されど若《も》し我が恋人われより遠く、
北の国なる霧の中にあらば、
何かせん、四月の新しき歌、
四月の白きリラの花、野ばらの花も、
梢《こずゑ》を縫ひて黄金《こがね》と開く四月の日光《ひかげ》も。

あゝ花開くうつくしき四月よ、
わが恋人にまた逢ふ事の嬉しきかな。
あゝ花開くうつくしき四月よ。
……

これは、彼の喜びの叫びが詰まった美しい愛の言葉だった。私達は結婚した。本に埋まりそうな彼との生活であったが、彼は本から常に真実と愛を吸収して私達家族に与えてくれた。

彼が亡くなって3年過ぎたが、夕方になると「ただいま」と本を抱えて帰ってきそうな感じが常に漂っている。現実は相談を持ち掛けても答えは帰ってこない。でも、何度も聞いてしまう。夕方になると涙をこらえ切れず胸がウッと詰まってしまう。そんな時、城山三郎の『そうか、もう君はいないのか』の本を取り出して読み返してみた。(『そうか、もう君はいないのか』、城山三郎、新潮文庫)

城山夫妻は奇跡的ともいえる出会いをして、情熱的な結婚生活を送った。多くの大作を残すには夫妻の苦労は大変なものであったろう。二人は取材を兼ねてよく旅行にも行かれたそうで、本当に仲睦まじかった様子が書かれている。その奥様容子さんは癌で余命わずかとなっても、最後まで明るく生きた。

「あっという間の別れ、という感じが強い。……もちろん、容子の死を受け入れるしかない、とは思うものの、彼女はもういないのかと、ときおり不思議な気分に襲われる。容子がいなくなってしまった状態に、私はうまく慣れることができない。ふと、容子に話しかけようとして、われに返り『そうか、もう君はいないのか』と、なおも容子に話しかけようとする。」

この一節はまさに私が夫に話しかけてしまう今の心そのままで、大きく共感し、涙した。

この本は私を慰めそして力づけてくれた。今、一番大切な本である。

「四月の美しき花は、もういない。いざ、生きざらめやも」

4　無常の中の後悔

「幸せな人生だったよ。やることは全てやれたし思い残すことは何もないよ。君を愛して、君と結婚できて、君と一緒に歩いてこれたことが最高に嬉しかったことだよ」

昭和42年に信州大学を卒業後、岡山大学医学部第一内科で研修することになった彼は、仲間にも上司にも恵まれ、全く違った環境に飛び込んだにもかかわらずやりがいのある日々が送れたようだ。新しい毎日の経験の中で友に恵まれたのは彼の豊かな人間性が関係したのではないかと私は秘かに思っている。大学病院で数年勤務の後、国民健康保険町立熊山病院に院長として赴任した。国保連合会の役員を引き受けて、そのため全国の国保関係の病院と交流があり、常に多忙であった。私には仕事を大切にする彼の姿が好ましかった。

彼は大学病院の多くの先輩にもかわいがられていたようで、結婚してすぐに私に合う病院を先輩を通して紹介してくれ、私が大学で研究をしたいと言った時も、他の先輩の先生が大学の病理の教授に紹介してくださった。

彼は他の人が困った時に必ず助ける手段を探して実行してくれる、強い心を持った人だった。誰に対しても誠実に謙虚に付き合った。

町立病院を退職してからは、無医地区の県北の診療所に亡くなる1年ほど前まで勤務した。その頃から好きな本なのに読むと目が疲れるというのが主な症状で、他には目立った症状はなく、難しいタイプの膵臓癌だということがわかってから亡くなるまで約半年、見つかった時には手術はできず、抗癌剤治療を進んで受けた。抗癌剤治療は辛かったはずなのに、一言も辛いとは言わず、もう1クール、違うタイプの抗癌剤を頑張って受けますと言って、また苦しさに耐えた。その姿は私達に心配をかけまい、できる治療は頑張って受けようという前向きの考え方を見せてくれたような気がする。

治療が終わって家に帰れた時、「ああ、家はいいなあ」と、吐き出すように言った彼の言葉は私の心から消えない。そんなに好きだった家であるが、最後は入院して緩和病棟に入ることになった。

「君を置いて先に逝ってしまうこと、本当にごめん。病気になって君に随分辛い思いをさせてしまったけれど、君はいつも明るく世話をしてくれたね。今まで本当にありがとう」と言って逝ってしまった彼の言葉は、3年過ぎても毎日毎日私の耳に聞こえてきて、その都度涙が湧き出てしまう。

貴方と過ごした日々は、貴方がくれた愛と幸せがぎっしり詰まった宝物だ。大切に抱えているけれど、その宝物を一人占めしたりはしていません。それが貴方の生き方だったでしょ。


私は貴方がいないという現実の中で生きている自分が不思議で、自分を保つことができるのだろうかと、霧の中をさまよう人のように考えがまとまらず、何もする気にならなかった。

あの日、貴方の肉体は焼かれ、後には骨と灰が残された。こんな姿になってしまって、他に誰もいなかったら、この骨を抱きしめたかった。子供達と一緒に一つずつ拾い集めた骨を壺に収める作業は辛く耐え難かった。「とうとう行ってしまった。これで本当のお別れなのか」と涙が後から後から押し寄せてきて目が腫れあがり何も映らなくなってしまった。そんな時「煙だ。あの人の煙はどんな色をして天に昇って行くんだろう」と、煙にお別れを言おうと外に出て空を見上げた。まっすぐ上に向かっていた煙が、もやもやと途中から下りてきてすうっと私の胸の中に入ってきた感じがした。

「あっ、彼が帰ってきた」と胸を抱き締めた。「気落ちせずに元気を出して生きるんだよ」とはっきり胸の中に響いて聞こえてきた。

「帰ってきてくれたんだ。お帰り。これからもずっと一緒だよ」と話しかけたが、無論答えはなかった。

一連の儀式を終えるまで呆然として何も手につかない私に対して、子供達は優しく励ましたり、叱ったり、色々気を使ってくれた。

彼の一番の願いは、幸せな結婚をして、楽しく思いやりのある家庭を築き、次の世代につなげることだったと改めて思い出した。

覚悟していたとはいえ、愛する人の死は心に大きな影を落とした。きっと永遠に消えることはない。

彼が生前、教えてくれた「無常」ということ、素直には受け入れ難い真実について改めて思い出し、何度も口に出してみた。

永平寺の道元禅師からのメッセージの中に書かれた

「無常ならざるもの」

生まれたものは死に

会ったものは別れ

持ったものは失い

作ったものはこわれます

時は矢のように去っていきます

すべてが「無常」です

この世において

無常ならざるものはあるのでしょうか

という教え、受け入れなければならない真実が、私の心に迫った。

私は心の広い彼の側で幸せだった。二人とも勤務医として多忙だったこともあり、子供達への配慮が行き届かないことが多く、子育てで反省することは多かった。子供にはいつも「ごめんね」と謝っていた。しかし彼とは、何でも相談し合いお互いに愛し愛されて過ごしてきたので、彼に申し訳なかったとか、もっとこうしてあげれば良かったとかの後悔や反省は全くなかった。ただ、先に逝ってしまった彼の無常が辛かった。

どうしようもなくやり切れない寂しさの中で、結婚前に交換し合った何百通もの手紙の束を取り出して読み返した。今まで大切に保管したまま一度も目を通さなかった数十年も前の手紙である。読み進むうちに忘れていた過去の様々な場面が甦ってきた。

私達の恋愛は私の一方的な片想いから始まった。大学の同級生であったが言葉を交わす場面は殆どなかった。彼はどちらかというと女性には無関心のように見えた。私に話しかけようともしない無造作でクールなところも何もかも好きだった。彼の笑顔が素敵だった。大声で笑うところも、足ばやにさっさと歩いていってしまう姿も、テニスをしている姿も颯爽として格好良かった。とても魅力的でいつの間にか惹きつけられていき、心が痛かった。

こんな悲劇的な私の心を偶然のことから彼は見抜いて受け入れてくれた。会って話をする毎に、また手紙のやりとりを何度も続けるなかで、以前には見えていなかった彼の純粋で誠実な人柄が伝わってきた。

別れればまた会いたくなり、話は尽きることがなかった。

「僕は本当に君が好きだ。将来君と結婚したい」と彼は言ったけれど、私は、好きだ、愛している、恋していると言いながら本当は愛（純愛）のその先の道へ進む勇気がなかった。親との「独身主義、結婚はしない」という暗黙の約束事に縛られていて心の解放も難しかった。

男女間の交際を善しとはしない厳しい育ち方をした私の中に「汝姦淫するなかれ」

というカトリック信者の父からの教えに逆らえない面があって、接吻も抱擁も許されざることとして身についていた。

彼は、キリスト教は理論的過ぎて好きではないけれど、キリスト教で育った君のことはよく理解できるよと言った。仏教は人間をありのままに受け入れてくれる。人間は多面体であり一面だけ見てはいけない。精神だけが愛なのか？　本当に愛し合っているなら泥まみれになることも許されるはずだ。君は医学を学んできたのに、人間というものをまだわかっていない、と私を説得し続けた。接吻だけでも神に恥じることとしてきた私は、彼に将来は結婚しようと言われても結婚は好きではないと答えるしかなかった。未熟で「恋に浸り切る幸せ」を彼に感じさせる余裕もなかった。

故郷に帰らなければならない彼と遠く離れることになった。別れて過ごさなければならないのは辛く悲しかったが、将来の結婚を約束することは、親に対しても自分に対しても中々許せなかった。

魅かれ合いながら分かれていなければならないことはとても辛過ぎた。

「この苦しみから抜け出すには結婚しかないじゃないか」という彼の言葉はずっと変

わらず愛してくれた彼の叫びだった。この言葉は私に覚悟を決めさせた。勇気を出して両親と向き合い、結婚させてほしいと許しを請うた。両親も私の結婚に対する恐怖、不潔感についてはわからなかったに違いない。

結局、結婚まで3年も彼を待たせてしまった。私の幼稚な勝手さで彼を長い間待たせてしまったことは、この結婚前の手紙を読み返すまで全く忘れてしまっていた。幸せな結婚生活の中で、このことを一度も彼に謝らなかった。

今更ながら私は、彼に対する申し訳なさでいっぱいになった。

本当にごめん。貴方の優しさに甘えてばかりいたね。

病院の看護師さんやドクターが何人もお焼香に来てくれ、生前の彼のことを色々教えてくれた。

【優しい院長だった。皆を思いやってくれた。

病院のこと、職員のこと、患者さんのことを中心に考えてくれた。

朝一番早く来て、具合の悪い患者さんのところを回っていた。
それも、毎日。
私達の仕事は増えた。でも、何でも言えた。聞いてもらえた。
自分の方が間違っていると思えば「ごめん、悪かった」と謝ってくれた。
こんな先生はいない。
大学から派遣される先生達も、皆、先生を頼りにして尊敬していた。
誰とも平等に付き合ってくれた。
家のことも時々話してくれた。
勤務はきつかったけど、それだけやりがいがあった。
楽しい勤務生活だった。
生き生きと仕事ができたのは院長先生のおかげです。
学会などで出張で連れて行ってくれる時、色んなこと全部手配してくれた。
面倒見がよく、往診に行った時、その家のカレンダーまでめくっていた。】
などと色々の場面を話してくれた。彼が皆に慕われて仕事を充分にしてきたことが、感じられた。
こちらこそありがとう、皆さんのおかげで、夫も幸せな勤務生活ができたのですね。
貴方も、皆さんも、ほんとにありがとう。
話をしながら、みんなで泣いた。思い出しては辛くて泣いた。
私が今願うことは、私の死後、私の骨は彼の骨壺に一緒に入れてほしいことである。
永久に彼の腕の中に抱きしめられたいと秘かに願っている。

おわりに

世の中が静かだったり騒がしかったり事件が起きたりする度、色々なことを思うままに書いたものなので、読み返してみると何ともまとまりがない。仕事を始めてから人に問われたことや自分が感じたことをその時々にまとめて文章にした。ただ、人や仕事に惹きつけられるということと周りの人たちに支えられるということが一体だということを多くの人に伝えたかった。

仕事は必然であったり偶然であったりで始まるが、その仕事を求める熱意があれば向こうから自然にやってくる。そしてどんな仕事にもする理由があって、それに魅せられて全力で闘い続ければ結果が出てどんどん面白くなっていった。勿論一緒に仕事をした仲間たちも同様で、共に燃え苦しみそして楽しんだ。いっぱい支えてくれた。仕事は周りの人たちに支えてもらって初めて進むものだと実感した。いつかまた一緒に仕事したいと多くの人達から言われたことは私の財産である。

恋愛は「人間としてのあり方」とか「どう生きるべきか」とか、人生の指標とは全く別の次元に存在する。正しくても正しくなくても得体の知れない不思議なもの、誰の力も及ばないものである。理由もなく好きになり恋してしまった私の心の中の彼に私は魅了され、この上なく普通に幸せに生きてくることができたのは彼にずっと支えられたからだ。彼が亡くなってからも思い出は鮮明で言い合いをしたことまでも懐かしい。結婚して間もないある日、私は不注意から新婚旅行で記念に求めた上等な九谷焼のめおと茶碗を割ってしまった。怒るだろうなと思ったが夫は「形あるものはいつか必ず壊れるんだよ」とこともなげに言うではないか。私は夫の大らかな性格にまた魅せられた。「無常」という言葉もその時に教えられた。

人間関係も仕事も魅せられて始まることが多い。そしてそういう毎日は明るく燃える大切な日々ではないだろうか。

〈著者紹介〉
内藤允子（ないとう みつこ）
昭和16年東京都で生まれ昭和22年に長野県に移り、冬の寒さと夏の涼しさ、澄み切ったきれいな空気に影響された独特の信州(長野県)人気質―歯に衣着せぬ強い主張をする反面温かい心を持った人達―の中で育ち、昭和42年信州大学医学部を卒業し佐久病院へ勤務した。昭和44年結婚して岡山に住み内科、病理を数年学んで平成元年から保健所長として県下各地に転勤し定年まで勤務した。定年後国保連合会に就職し平成19年まで勤務した。趣味は音楽で岡山交響楽団に所属してヴァイオリンパートを受け持っていた。著書に『永久の恋人　愛と悲しみの軌跡』(桜庭未来名義 2021年 幻冬舎)、『虹色健康法』(2022年 文芸社)、『虹色健康法２』(2023年 文芸社)がある。

随筆集《ずいひつしゅう》
魅《み》せられ、支《ささ》えられ、日々《ひび》燃《も》ゆ

2024年4月26日　第1刷発行

著　者　　内藤允子
発行人　　久保田貴幸

発行元　　株式会社 幻冬舎メディアコンサルティング
〒151-0051　東京都渋谷区千駄ヶ谷4-9-7
電話　03-5411-6440（編集）

発売元　　株式会社 幻冬舎
〒151-0051　東京都渋谷区千駄ヶ谷4-9-7
電話　03-5411-6222（営業）

印刷・製本　中央精版印刷株式会社

検印廃止

Printed in Japan
ISBN 978-4-344-69066-0 C0095
幻冬舎メディアコンサルティングＨＰ
https://www.gentosha-mc.com/